QUELQUES OBSERVATIONS

D'AFFECTION TUBERCULEUSE AIGUË

DE

LA PIE-MÈRE

CHEZ DES ADULTES

QUELQUES OBSERVATIONS

D'AFFECTION TUBERCULEUSE AIGUË

DE

LA PIE-MÈRE

CHEZ DES ADULTES

PAR

LE DOCTEUR J. M. REDIER

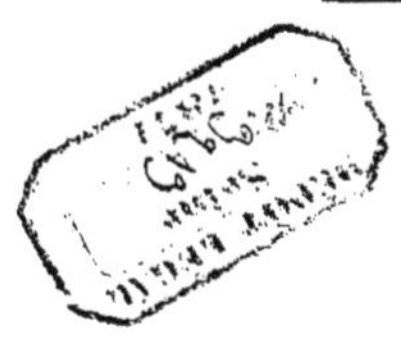

PARIS

TYPOGRAPHIE LAHURE, 9, RUE DE FLEURUS

1871

QUELQUES OBSERVATIONS

D'AFFECTION TUBERCULEUSE AIGUË

DE LA PIE-MÈRE

CHEZ DES ADULTES.

Plus d'une maladie passe pour être rare chez les adultes, parce que l'observation n'a pas encore fourni assez d'éléments à la clinique comparée des âges. Dans la sphère médicale des hôpitaux militaires qui comprennent en majorité des adultes de 18 à 30 ans, il se présente fréquemment des états et des formes pathologiques qui semblent dévolues à l'enfance. Sans parler des fièvres éruptives, des aphtes, des phlegmasies diphthéritiques, des tuberculisations aiguës à forme typhoïde, on rencontre souvent cette dernière lésion limitée au système ganglionnaire, notamment aux ganglions bronchiques; et parfois aussi des cas d'affection tuberculeuse aiguë de la pie-mère. Cette dénomination, proposée par M. Lediberder, a le double avantage d'indiquer la nature, le siége et la marche de la maladie; elle ne préjuge rien quant à l'espèce d'altérations qui coexistent avec les granulations du tissu cellulo-vasculaire qui sépare l'arachnoïde du cerveau. L'expression de tubercules méningés est moins exacte; celle de méningite tuberculeuse implique la constance d'une phlegmasie qui, bien que fréquente, n'est pas la conséquence forcée

2

de la présence de granulations miliaires sous l'arachnoïde ; encore moins cette inflammation peut-elle être considérée comme la cause des tubercules de la pie-mère.

Pour les granulations de la pie-mère, comme pour d'autres lésions nouvellement découvertes, ou mieux appréciées de nos jours, il est arrivé qu'après avoir longtemps méconnu leur existence ou leur valeur, on s'est exagéré leur rôle dans la pathogénie de certaines altérations du cerveau et de ses enveloppes. Plus d'hydrocéphale ; plus de méningo-céphalite ; plus de méningite, même chez les enfants, sans l'intervention plus ou moins constatée, des tubercules sous-arachnoïdiens; c'est ainsi que l'on a voulu faire de la lésion folliculeuse de l'intestin grêle, la condition organique absolue de la pyréthologie. C'est à la tuberculisation sous-arachnoïdienne des enfants que l'on s'est efforcé de donner cette extension de formes anatomo-pathologiques. Mais les résultats d'observations fournies par les adultes ne sauraient-ils éclairer physiologiquement une question de pathogénie de l'enfance? Et si l'on constate chez les premiers l'hydropisie ventriculaire, la méningo-céphalite sans coïncidence de tubercules, dira-t-on qu'il ne peut en être de même chez les enfants ?

Toutes ces lésions, méningites, méningo-céphalites, hydrencéphalie, auxquelles il faut ajouter l'induration et l'épaississement de la piè-mère, le ramollissement rouge orangé et blanc crémeux de la pulpe cérébrale, l'injection criblée d'une portion de cette substance, etc., peuvent accompagner les granulations de la pie-mère, comme on voit les granulations sous-pleurales donner lieu tour à tour à l'injection des plèvres, à un développement de brides membraniformes, à un épanchement, à des pneumonies périphériques, etc. L'existence de la sérosité dans les ventricules ne caractérise pas plus la maladie que l'épanchement pleural ne caractérise le tubercule sous-séreux de cette cavité ; on verra que cette altération a complétement manqué chez deux de nos sujets.

La question générale de la fréquence suivant l'âge, a reçu de la statistique une solution péremptoire. Quoiqu'il n'y ait point très-longtemps que l'attention des médecins s'est attachée avec précision à la recherche des granulations de la pie-mère et à l'étude des symptômes qu'elles déterminent pendant la vie, les faits se sont accumulés au moins pour ce qui concerne la première et la deuxième enfance. La science possède moins de documents relatifs à cette même affection chez les adultes. M. Grisolle la croit rare dans cet âge (Traité de pathologie interne, tome II, page 539); mais dans l'espace de dix mois, 13 cas bien avérés de cette maladie chez les adultes ont été recueillis à l'hôpital de la Pitié (Archives générales de médecine, 1838, tome II, page 28); presque tous les auteurs qui ont écrit sur la phthisie ou sur l'hydrocéphale aiguë en ont mentionné quelques exemples. Les trois premières observations que je rapporte se sont présentées en moins de deux mois dans une même salle, à l'hôpital de Metz. On pourrait s'étonner que les hôpitaux militaires qui reçoivent un si grand nombre de phthisiques, ne fournissent point un ample contingent de faits de cette espèce; mais beaucoup de militaires phthisiques obtiennent des congés de convalescence ou de réforme; d'autre part, l'ouverture du crâne est souvent négligée ou les recherches nécroscopiques ne sont pas toujours conduites avec la précision et la minutie, qui, dans certains cas, peuvent seules faire reconnaître l'existence des tubercules de la pie-mère.

Les observations qui suivent sont surtout destinées à montrer combien il est difficile de résumer dans un tableau synthétique, la symptomatologie de l'affection tuberculeuse aiguë de la pie-mère chez les adultes, combien peut varier le rapport qui existe entre les troubles fonctionnels et le siége des lésions. Dance a groupé les phénomènes de la maladie en trois périodes dont voici les caractères les plus saillants : 1° céphalalgie, vomissements, troubles nerveux divers; 2° céphalalgie obscure, puis nulle; tendance à l'assoupissement avec inertie des facultés intellectuelles; diminution de la force musculaire; dilatation et oscillation des pupilles; lenteur du pouls; 3° accélération croissante du pouls; abolition des fonctions de relation; coma profond; résolution générale. Dans la deuxième observation, il est possible de retrouver cet ordre de succession dans les phénomènes considérés en général; mais combien de traits qui appartiennent en particulier à notre malade! combien de lacunes ou de disparates dans le tableau de Dance, appliqué à ce sujet! Point de céphalalgie au début, point de vomissements, mais des fourmillements, des crampes, symptômes non relatés dans la description de Dance, de Valleix, de Grisolle, etc.; et la paralysie limitée à un seul côté se montrant dès le début, presque seule, et sans l'accession de symptômes propres à diriger le diagnostic.

Que si nous comparons le tableau classique de la symptomatologie avec les phases de l'observation n° I, la déviation paraît complète : stupidité dès le début, impossibilité de proférer tout autre mot que le monosyllabe *oui*, sensation d'étouffement, délire gai, appétit conservé, puis résolution et abolition complète du sentiment aussi bien que du mouvement, alors que l'on a noté comme faits constants (Lediberder, Valleix) l'anorexie, la conservation des facultés de l'esprit dans la première période, l'hypéresthésie ou du moins l intégrité de la sensibilité générale, etc.

L'observation III, moins intéressante par les phases symptomatologiques qu'elle déroule, est encore plus remarquable, en ce qu'elle montre évidemment la tuberculisation de la pie-mère, comme un simple complément anatomique de celle qui s'était déjà développée dans les organes thoraciques et abdominaux, et ne se révélant par aucun autre symptôme, si ce n'est par un délire tranquille qui a marqué les trois derniers jours d'une maladie dont la durée totale a été de 108 jours. Si l'on ajoute à ce symptôme deux vomissements que l'on pouvait rapporter à l'usage soutenu de la digitale à l'intérieur,

et qui remontent l'un au quatrième, l'autre au troisième avant-
dernier jour de la vie, on aura fait à l'affection de la pie-mère
toute sa part séméiologique. Ce fait doit engager à chercher avec
attention l'existence de granulations sous-arachnoïdiennes chez les
phthisiques qui succombent après avoir déliré dans leurs derniers
moments. Il prouve, en effet, que le trouble des facultés intellectuelles peut être la seule expression symptomatique de l'infiltration
tuberculeuse de la pie-mère; il nous confirme de plus en plus dans
l'opinion que cette maladie ne passe pour être si rare chez les
adultes que parce qu'on se dispense le plus souvent, dans l'autopsie
des phthisiques, d'examiner avec soin le cerveau et ses enveloppes.

Les observations IV et V sont celles qui se rapprochent le plus
du tableau classique de l'affection tuberculeuse aiguë de la pie-mère
chez les adultes. Aussi, les ai-je rapportées ici pour mieux faire
saisir les différences que présentent les premières.

Enfin, l'observation VI présente une erreur de diagnostic intéressante et instructive; elle montre le rôle que peut jouer l'étude
de la température dans cette affection et tout le parti qu'on peut
en tirer.

Les divergences phénoménales que je viens de signaler, doivent
moins étonner que les efforts que l'on a tentés pour faire entrer
dans le cadre d'une description générale, toutes les formes indivi-
duelles de la maladie. On n'a plus considéré que l'affection des méninges et du cerveau, alors que celle-ci n'est elle-même que l'une
des expressions d'un état général. Quoi qu'on en ait dit, les symptômes chroniques, c'est-à-dire ceux qui révèlent la tuberculisation
intra-thoracique, ne s'effacent pas toujours derrière les symptômes
aigus, c'est-à-dire ceux qui dépendent de la tuberculisation intra-
crânienne. Dans l'observation I, le collier de ganglions tuberculeux, qui entourait l'extrémité inférieure de la trachée, n'a pas été
une lésion muette. En un mot, la répartition du tubercule dans l'é-

conomie, les effets variés de compression qu'il occasionne, les hypérémies et les inflammations secondaires que sa présence dans les organes suscite et fomente, les différentes portions de l'encéphale qu'il paralyse ou surexcite, telles sont les causes qui donnent à certains faits une apparence d'excentricité, apparence empreinte à un haut degré sur ceux que nous rapportons, mais qui n'a rien que de physiologique et de rationnel.

OBSERVATION I.

Perte subite de la parole; étouffements, sensation de compression à la base du
cou. Hémiplégie droite le huitième jour après l'entrée à l'hôpital; le dixième
jour, résolution et anesthésie générale, délire, coma, mort.
Tuberculisation de la pie-mère,, prédominant à gauche; ramollissement cérébral
limité du même côté; tuberculisation des ganglions bronchiques et mésentériques; pneumonie lobulaire double et foyers apoplectiques dans le lobe infé--
rieur du poumon droit; péricardite tuberculeuse avec adhérence générale.

Ser... (Jean-Pierre), né le 10 mars 1822, à Lanfain (Côtes-du-
Nord), taille de 1 mètre 684 millimètres, d'une bonne conforma-
tïon, cheveux châtains, yeux bruns, assez bien musclé, à chairs
assez fermes, 2ᵉ canonnier servant au 13ᵉ régiment d'artillerie, où
il sert depuis trois ans en qualité de jeune soldat, est entré à l'hôpital de Metz le 26 février 1847, et a été couché dans la première
division des fiévreux. Les seuls renseignements qu'on ait pu se
procurer sur son compte, sont les suivants : ce jeune homme paraissait mélancolique; il parlait peu et ne fréquentait pas ses camarades; il lui arrivait souvent de se dire fatigué et de se coucher le
jour; depuis quelques jours il paraissait avoir perdu l'appétit, il
mangeait peu; toutefois, il ne se présentait point à la visite de
l'officier de santé; celui-ci ne l'a vu que le jour où il l'a envoyé à
l'hôpital. Il était donc impossible, comme on va le voir, de pr ciser
l'époque de l'invasion de la maladie; une seule circonstance in-
dique qu'elle datait de loin : c'est que depuis longtemps il se faisait

exempter de temps en temps par un maréchal des logis de sa connaissance, à l'insu du chirurgien du corps.

Interrogé au moment de son entrée à l'hôpital, il répond invariablement à toutes les questions : *oui ;* de temps en temps il porte la main au cou et semble indiquer le tube laryngo-trachéal comme étant le siége d'une douleur permanente que toute pression exagère ; il n'interrompt ce manége que pour tousser, et à toutes les questions nouvelles il répète sa réponse monosyllabique : *oui.* Face un peu hébétée ; yeux fixés sans expression sur celui qui lui parle ; pouls à 80, régulier ; respiration un peu forte perçue sur tous les points du thorax sans mélange de râles ; toux sèche et par quintes ; efforts de sputation, et par moments accès d'étouffement ; langue nette, ventre souple et sans douleur.

Le résultat douteux de cette recherche ramène aux informations ; les malades voisins assurent avoir appris des camarades qui ont porté Ser... à l'hôpital, qu'il avait avalé un os en mangeant. Questionné sur ce point, il s'anime, fait des mouvements de tête affirmatifs, et répète son *oui* avec plus d'assurance et d'insistance ; néanmoins la déglutition est libre, comme l'on s'en assure en faisant boire le malade et en lui faisant manger du pain.

Le 27 au matin, l'état du malade est absolument le même ; il porte toujours la main au cou ; le chirurgien en chef invité à l'examiner, n'est pas éloigné d'admettre la possibilité de l'existence d'un corps étranger dans les voies supérieures de la digestion ; le cathétérisme de l'œsophage ne confirme point cette présomption qu'avaient suggérée les démonstrations du malade et les renseignements de son entourage.

Le 28, la face du malade exprime l'étonnement ; si on lui donne un ordre, il obéit en riant ; si on l'interroge, il répond au hasard : *oui* ou *non,* et quelquefois ces deux monosyllabes servent de réponse à la même question ; fréquemment il porte la main à son cou, et quand on essaye de palper cette région, il repousse avec des plaintes inarticulées la main de l'explorateur. Le larynx paraît plus volumineux qu'à l'état normal ; en lui imprimant des mouvements de latéralité, on perçoit une crépitation cartilagineuse bien évidente. Point de fièvre. Saignée de 500 grammes.

Le 1ᵉʳ mars, figure souriante, animée ; le malade agite bruyamment ses gamelles pour exprimer sa faim ; du reste rien du côté de la motilité ni de la sensibilité générale ou spéciale, si ce n'est la perte de la parole. (4 ventouses à la nuque.)

Le 2 et le 3, on n'observe aucun changement. (Potion purgative.)

Le 4, le larynx est toujours le siége d'une vive douleur, si l'on en juge par les grimaces que la plus légère palpation fait faire au malade (10 sangsues sur cette région.)

Le soir, il y a eu de l'agitation, de l'impatience, de la mauvaise humeur. Le malade répète incessamment *non* ; la prononciation du mot *oui* lui paraît impossible ; il projette ses gamelles au loin, et veut se coucher dans le lit de son voisin ; on constate un peu d'écume à la bouche.

Le 5, abattement, morosité ; le malade n'obéit plus aux ordres qu'on lui donne, ou s'il le fait, c'est avec des marques non douteuses d'impatience ; le larynx paraît moins sensible, mais on perçoit toujours la crépitation en lui imprimant des mouvements ; il existe quelques râles muqueux à la racine des bronches.

Le soir, le malade se fléchit sur lui-même, et ne répond plus aux questions qu'on lui adresse ; le côté gauche de la face parait plus contracté que le droit ; le bras droit soulevé retombe comme une masse inerte ; le pouls est petit, à 68 pulsations par minute. (10 sangsues aux apophyses mastoïdes.)

Pendant la nuit, le malade reste immobile et paraît plongé dans un assoupissement presque continu.

Le 6, aux symptômes observés la veille s'ajoutent les suivants : les pupilles sont dilatées ; la commissure gauche des lèvres gri-

3

mace; la résolution du côté droit du corps est plus marquée; le malade ne se sert que de son bras gauche pour ramener ses couvertures, ou repousser la main qui veut le toucher. La sensibilité de la peau est diminuée, mais non abolie; le malade ne répond point aux questions; il a uriné involontairement. (Ventouses à la nuque; 12 sangsues aux apophyses mastoïdes; émétique en lavage.)

Dans la journée, il reste dans l'immobilité la plus complète; la résolution fait des progrès. L'anesthésie est presque complète; les pupilles sont dilatées et immobiles; la vessie et le rectum paralysés; la respiration lente; le pouls petit et profond donne 66 pulsations par minute.

Le 7, résolution complète, sensibilité abolie sur toute la surface du corps; intelligence nulle; 80 pulsations assez fortes.

Mort à 3 heures du soir.

AUTOPSIE

Le 8 mars, vingt-cinq heures après la mort, par un temps humide et froid, en présence des docteurs Hénot, Langlois, Antoine.

État extérieur. Point d'émaciation; coloration un peu violacée de la face et du cou.

Tête. Les sinus contiennent une quantité moyenne de sang; les veines qui rampent sous l'arachnoïde en sont pleines sans être distendues; le long des vaisseaux qui rampent sur la partie moyenne de la convexité, surtout à gauche, on remarque une sorte de liséré blanc jaunâtre, à bords festonnés, qui résulte, d'après l'inspection faite à la loupe, de l'agglomération de tubercules miliaires; ces traînées occupent aussi les intervalles des circonvolutions pariétales qui se continuent avec celle qui limite supérieurement la scissure de Sylvius; elles paraissent constituées par une matière amorphe là où les granulations se touchent, tandis que la forme granuleuse de cette matière jaunâtre se prononce à l'œil nu là où elle ne constitue qu'un liséré plus ou moins continu (granulations en chapelet). La consistance du cerveau est normale; coupé par tranches minces dans le sens horizontal, il présente çà et là une injection sablée qui augmente à mesure qu'on se rapproche du centre de Vieussens. En continuant ces coupes de la convexité vers la base, on trouve dans l'hémisphère gauche, au sommet de la scissure de Sylvius, la pie-mère qui la couvre et qui s'y enfonce rouge, indurée, épaissie notablement (5 millimètres), parsemée de granulations blanchâtres, aplaties, analogues à des grains de semoule; ce tissu adhère par sa face interne à la pulpe cérébrale qui présente sur une étendue de 2 centimètres carrés, un pointillé noir très-gros et très-inégal; ce pointillé a comme une apparence de taches scorbutiques et semble dû a une infiltration sanguine; un petit coagulum de la grosseur d'un grain d'orge peut être retiré et laisse à sa place une petite excavation béante. La coupe qui fait constater cette altération se confond avec le plan des couches optiques. En enlevant à ce niveau une nouvelle lame de substance cérébrale d'environ un centimètre, on trouve immédiatement au-dessous du pointillé un ramollissement crémeux qui a 15 millimètres d'épaisseur, 4 centimètres d'étendue antéro-postérieure, et 2 centimètres et demi d'étendue transversale; sa couleur est citrine dans le plan sous-jacent ou pointillé, et va se confondant par degrés avec la coloration de la pulpe cérébrale ambiante.

Presque point de sérosité dans les ventricules. Les vaisseaux qui rampent sur la moelle sont injectés, surtout à la partie inférieure, vers la queue de cheval.

Appareil respiratoire. La muqueuse du larynx, de la trachée, des bronches est envahie par une coloration d'un rouge intense, constituée par des stries sanguines extrêmementfines, que le lavage ne fait point disparaître, et qui se prolonge dans toute l'étendue des tuyaux bronchiques dont les dernières divisions sont remplies d'une sécrétion mucoso-purulente surtout au voisinage des noyaux pneumoniques qui seront signalés plus bas. La trachée et les principales divisions bronchiques sont entourées de ganglions bronchiques qui ont acquis un volume considérable ; quelques-uns ont la grosseur d'un œuf de poule ; cet accroissement insolite est dû à l'accumulation de la matière tuberculeuse qui dans quelques ganglions est en voie de ramollissement, et associée à la matière mélanique ; l'une de ces tumeurs, de forme irrégulière, entoure la bronche droite presque à l'instar d'un anneau et exerce sur elle une compression manifeste.

Les poumons sont volumineux, le droit est adhérent dans toute son étendue ; en détruisant les cellulosités qui forment ces adhérences, on aperçoit sur les deux feuillets de la plèvre, une multitude de granulations blanchâtres analogues à celles de la pie-mère, mais plus volumineuses. Le tissu pulmonaire est partout congestionné ; le bord tranchant antérieur est festonné d'îlots d'hépatisation rouge ; le bord inférieur offre aussi une zone d'hépatisation rouge d'environ 3 centimètres d'étendue ; au sommet se rencontrent semés quelques tubercules miliaires grisâtres. Le poumon gauche, libre d'adhérences, est aussi hépatisé vers son bord tranchant ; tout son lobe inférieur est d'une coloration rouge noirâtre uniforme, et présente plusieurs (4 à 5) foyers apoplectiques de la grosseur d'une noix, constitués par un mélange de sang fibrineux et de détritus pulmonaires Ces foyers vidés par le scalpel et le lavage, il reste des cavités dont les parois sont rougeâtres et tomenteuses.

Appareil circulatoire. Le péricarde est intimement adhérent au cœur dans toute son étendue, à tel point qu'en voulant l'ouvrir, on pénètre directement dans le ventricule droit. Après avoir fait saillir le cœur comme par énucléation sans le séparer complétement du péricarde, on voit que les deux feuillets du péricarde sont liés ensemble par une couche intermédiaire et épaisse de pseudo-membranes assez résistantes, quoique spongieuses, et qui sont elles-mêmes infiltrées de granulations innombrables, tout à fait identiques par leur aspect et par leur volume à celles des plèvres. Le cœur est volumineux; pour conserver cet organe avec le péricarde, on se dispense d'ouvrir le ventricule gauche et d'examiner les appareils valvulaires.

Abdomen. La muqueuse de l'estomac est mamelonnée; vers la grande courbure, on trouve une injection à stries fines, d'un brun rougeâtre, de l'étendue d'une pièce de deux francs. Les ganglions mésentériques sont pour la plupart augmentés de volume; les plus gros atteignent les dimensions d'une noix; ils sont infiltrés de matière tuberculeuse; celle-ci commence à se ramollir en quelques-uns; on trouve dans un de ces ganglions un tubercule crétacé, dur, couvert d'aspérités, et de la grosseur d'une amande.

Le tube intestinal, le foie, la rate et les reins sont à l'état normal.

La multiplicité des lésions étonne au premier aspect de ce tableau nécroscopique; mais en y réfléchissant, on ne tarde point à saisir le mécanisme très-simple de leur génération. Il réside tout entier dans la cachexie tuberculeuse, se manifestant de préférence dans les tissus sous-séreux et dans le système ganglionnaire; l'adhérence universelle des deux feuillets du péricarde, des plèvres costale et pulmonaire du côté droit est le résultat d'une phlegmasie secondaire, lente, qui a pour cause l'éruption des tubercules à la surface de ces séreuses, ou dans leur tissu sous-jacent. Les pneumonies lobulaires et les foyers apoplectiques du lobe inférieur du poumon gauche sont à la tuberculisation pleurale et pulmonaire, ce que le gros pointillé sanguin et le ramollissement jaune et blanc du lobe moyen de l'hémisphère droit du cerveau sont à la tuberculisation de la pie-mère correspondante. La sensation d'étouffement et de strangulation que le malade n'a cessé d'accuser par gestes, et qui avait fait supposer la pénétration d'un corps étranger, ne s'explique que trop par l'énorme développement des ganglions bronchiques étreignant l'extrémité inférieure de la trachée, les premières divisions bronchiques et la bronche droite. Est-ce à la compression sur le nerf laryngé récurrent qu'il faut attribuer l'impossibilité d'articuler les mots, l'espèce de gloussement suivi d'une toux quinteuse, que le malade faisait entendre dans les premiers jours, alors qu'on sollicitait vivement ses réponses? Cette forme de toux a été bien signalée par MM. Rilliet et Barthez comme étant l'effet d'une pareille compression. S'il en est ainsi, la perte de la parole qui a été observée dans ce cas coïncidemment avec un ramollissement cérébral qui ne siégeait point dans le lobe antérieur, n'infirmerait point les faits qui tendent à localiser dans cette portion de l'encéphale la faculté régulatrice de la parole.

Le malade n'ayant passé que huit jours à l'hôpital, il est évident que la tuberculisation thoracique et abdominale existait déjà au moment de son entrée. A quelle époque a-t-elle commencé? C'est ce qu'il est impossible de préciser, les fatigues qu'il éprouvait fréquemment dans le service, et qui l'obligeaient à s'en faire exempter, prouvent qu'elle datait d'assez loin. Le développement des granulations sous-arachnoïdiennes est d'une date non moins incertaine. On a indiqué comme symptômes de l'imminence de la tuberculisation méningée chez les enfants, l'altération de l'humeur habituelle, la tristesse, la taciturnité, la tendance à s'isoler; ces phénomènes ont été observés chez Ser.... par ses propres camarades longtemps avant son admission à l'hôpital. Dès son arrivée, on a été frappé d'un air de semi-hébétude empreint sur son visage; le

28 février la face exprimait l'étonnement ; le délire ne s'est mani-
festé avec quelque agitation que le 4 mars au soir ; le 5, il ne ré-
pondait déjà plus aux questions, et la paralysie débuta par les muscles du côté droit de la face et par le membre supérieur du même
côté. Si nous interprétons avec justesse la marche des lésions, il y
a lieu de croire que l'infiltration tuberculeuse de la pie-mère n'était
point récente ; mais que le ramollissement cérébral est survenu
dans la période ultime qui comprend la durée du séjour à l'hôpital.

J'ai déjà fait remarquer l'absence de la céphalalgie et des vomissements plus ou moins opiniâtres qui caractérisent ordinairement le début de cette maladie. Le calme de la circulation est un
fait digne de remarque au milieu de tant de lésions si propres à
l'émouvoir (pneumonies lobulaires, apoplexie pulmonaire, etc.).
Chez les malades, dont Valleix a parfaitement résumé l'histoire,
le pouls acquérait de la fréquence (110 à 120 pulsations), dans
les deux ou trois derniers jours. Dans l'observation suivante, on
verra que le pouls s'est accéléré plus de 20 jours avant la mort, et
dans l'observation III, 'a fièvre a duré plusieurs mois, tandisque
chez Ser... le pouls donnait 66 pulsations la veille de la mort, et
80 seulement le dernier jour. Notons enfin la régularité du pouls,
malgré l'adhérence générale du péricarde.

OBSERVATION II.

Hémiplégie droite d'emblée ; vomissements le dixième jour après l'entrée à l'hôpital ; fièvre presque continue ; point de céphalalgie au début ; extension de la
paralysie au côté gauche, sensibilité conservée ; perte momentanée de la parole ;
raideur non douloureuse de la nuque. Résolution générale ; coma ; mort le
vingt-quatrième jour.
Granulations de la pie-mère ; ramollissement cérébral à gauche ; granulations tuberculeuses des poumons, des reins, du foie, etc.

Dus.... (François-Xavier), né le 29 janvier 1824, à Fourcelles-
Chaumont (Ardennes), taille de 1 mèt. 720, d'une bonne conformation, cheveux châtains, yeux gris, bien musclé, à chairs assez
fermes, charpentier avant son entrée au service, maintenant 2ᵉ canonnier au 3ᵉ régiment d'artillerie où il sert depuis 20 mois en qualité de jeune soldat, est entré à l'hôpital de Metz le 17 mars 1847.

Ses parents se sont toujours bien portés à l'exception de son père
qui est rhumatisant ; lui-même n'a jamais eu que des indispositions
insignifiantes. Bien couché au quartier, ne s'étant exposé ni à des
courants d'air, ni au contact d'un mur humide de chambrée, n'ayant
pas fait de chute, n'ayant éprouvé antérieurement ni céphalalgie,
ni éblouissements, ni douleurs à la nuque, il a ressenti subitement,
dans la journée du 13 mars, un peu d'engourdissement avec
crampes et fourmillements très-incommodes dans tout le bras droit,
et dans le mollet du même côté. Il s'aperçut en même temps que
les membres supérieur et inférieur de ce côté étaient plus faibles,

moins adroits que ceux du côté opposé. La main ne le servait qu'imparfaitement et la jambe n'était plus assez forte pour le soutenir, les symptômes d'abord peu marqués et intermittents devinrent bientôt continus et assez intenses pour que la marche fût difficile sans être toutefois douloureuse.

Le 18 mars, à la première visite, on constate les symptômes suivants, le malade étant au lit : rien d'anormal dans l'attitude ni dans l'habitude extérieure ; réponses claires et intelligentes, facies nostalgique (Dus.... a quitté son pays depuis quinze jours et il le regrette déjà) ; pupilles contractées ; point de déviation de la langue ni de la bouche. L'examen du côté droit du corps sur lequel le malade appelle lui-même l'attention du médecin donne le résultat suivant : la longueur, la conformation des membres inférieur et supérieur, la coloration et la consistance de leurs chairs, ne diffèrent point de ce que l'on observe du côté opposé ; la sensibilité y est conservée sans diminution et sans augmentation ; mais Dus.... y accuse une légère sensation de froid. Quant à la motilité, il soulève son bras droit et le meut dans toutes les directions ; la force de pression développée par les deux mains est égale ; mais la main droite opère cette pression avec plus de gradation et de lenteur. Le membre inférieur droit est aussi élevé par le malade, puis fléchi dans ses articulations coxo et tibio fémorales, et replacé dans l'extension lentement, volontairement. Seule, l'articulation tibio-tarsienne n'obéit plus aux puissances qui doivent la mouvoir. C'est au pied que le malade rapporte toute la gêne qu'il éprouve dans la progression. Lorsqu'il marche, ce pied abandonne la pantoufle qui le chausse ; sa pointe s'abaisse et tous les efforts ne peuvent la relever ; ce qui donne à la progression une physionomie singulière. La jambe droite, allongée par suite de l'extension permanente du pied, se porte en dehors, à chaque pas, de telle sorte que le pied décrit de dehors en dedans un arc de cercle accompagné du frottement sur le sol de la pulpe des orteils et du bord libre des ongles.

La marche s'effectue pourtant sans douleur, et peu à peu elle devient plus facile (saignée de 500 grammes).

Le soir, 90 pulsations comptées plusieurs fois ; on n'a point tenu compte le matin de l'exploration du pouls dont la fréquence pouvait être attribuée à l'émotion d'une visite avec épreuves et nombreuse assistance. La constipation qui date de deux jours persiste.

Le 19. La saignée pratiquée la veille offre un caillot épais, consistant, à surface irisée. 90 pulsations (6 ventouses scarifiées à la nuque). Dans la journée, le malade va sans autorisation se promener dans la cour ; il ne ressent plus de crampes dans la jambe, mais la pointe du pied est toujours abaissée ; néanmoins la marche ne détermine aucune fatigue.

Le soir, 90 pulsations.

Le 20, nul changement : frictions stimulantes sur les membres du côté droit.

Le 22, on constate un ralentissement dans la circulation : 72 pulsations ; la pression sur les apophyses épineuses des vertèbres cervicales ne laisse pas que de paraître un peu douloureuse ; point de selle sans lavement (10 ventouses scarifiées sur la nuque).

Le 24, la main droite semble avoir acquis un peu plus de force ; mais le pied ne peut encore se fléchir, et la marche s'opère toujours en fauchant. La mixtion est volontaire et facile ; la constipation ne cesse point (ventouses scarifiées ; tisane d'orge émétisée à 0 gr. 5 par litre).

Le 25, douleurs dans le cou-de-pied ; bouffées de chaleur irrégulières, remontant vers la face ; constipation (orge émétisée).

Le 26 au soir, le pouls, habituellement fréquent, s'est élevé à 102 pulsations vers cinq heures ; à neuf heures, il est tombé à 90 ; le malade se plaint d'un malaise général (orge émétisée, liniment volatil).

Le 27, il y a eu un vomissement et pas de selles ; 90 pulsations ; le malade ne peut plus se lever ; il se plaint de vertiges dès qu'il essaie de s'asseoir dans le lit (tisane émétisée à 0 gr. 1 ; deux pédi-luves sinapisés).

Le 28, 90 pulsations ; le malade dit se trouver mieux ; il demande des aliments (vermicelle et demi-pruneaux). A 2 heures du matin il survient de la céphalalgie et le pouls monte à 96.

Le 29, la céphalalgie persiste avec plus d'intensité, la face est altérée, le regard fixe et hébété; les réponses sont lentes, un peu embarrassées ; le malade semble indifférent à sa propre situation ; le pouls conserve sa fréquence ; il résiste au doigt qui le presse (saignée de 350 grammes).

Le 30. La saignée a donné un coagulum de moyenne grosseur et recouvert d'une couenne parfaite, jaunâtre, de 3 mm. d'épaisseur. Il y a eu sept vomissements depuis la veille au matin ; anorexie ; une selle molle, incomplète. Pesanteur de tête, mais qui diminue, au dire du malade, après chaque vomissement; affaiblissement progressif de la motilité dans le membre inférieur droit, avec persis-tance de la sensibilité; prostration.

Le 31, pas de vomissement depuis hier matin; la céphalalgie n'a point cessé, et c'est le symptôme sur lequel le malade insiste le plus; 86 pulsations; constipation (6 sangsues derrière chaque oreille; lavement avec 60 grammes de sulfate de soude).

Le 1er *avril*, céphalalgie persistante; un vomissement; 84 pulsa-tions; faiblesse, hébétude (lavement huileux).

Le 2, les lavements n'ayant produit aucun effet, on donne une potion émulsive avec 35 grammes d'huile de ricin; cette potion provoque une selle très-abondante qui soulage beaucoup le mal, et à la suite de laquelle la céphalalgie disparaît.

Le 3, sommeil tranquille; plus de céphalalgie; intelligence dimi-nuée, réponses languissantes. Le malade ne peut presque plus mouvoir la jambe droite, et la pression qu'il exerce avec la main droite est presque nulle. La sensibilité est conservée au même de-gré des deux côtés.

Le 4, en prenant un bain de pieds dans la matinée, le malade éprouve une vive céphalalgie, des sueurs abondantes; perte momentanée de la parole; le malade regarde fixement l'interlocuteur, et fait d'inutiles efforts pour parler; mais il peut sortir la langue; cinq minutes après la sortie du pédiluve, il recouvre la faculté d'articuler les sons.

Le 5, la parole est assez facile; 84 pulsations; constipation de trois jours.

Le soir, 96 pulsations avec chaleur à la peau; urines rendues involontairement.

Le 6, élévation notable de la température générale; 90 pulsations assez résistantes; mémoire affaiblie, morosité, prolapsus de la paupière supérieure gauche; paralysie complète du membre inférieur droit; lorsqu'on engage le malade à donner sa main droite, il élève le bras avec beaucoup de peine; mais il est bientôt obligé de le laisser retomber sur le lit, à cause du tremblement qui l'agite; raideur légère dans les muscles de la nuque, mais sans douleur; paralysie de la vessie et du rectum; la sensibilité cutanée est égale des deux côtés. On remarque que le malade n'a guère perdu de son embonpoint et qu'il conserve une apparence marquée de force générale (saignée de 300 grammes; potion émulsive avec 35 grammes d'huile de ricin). La saignée fournit un coagulum noir, sans couenne, de moyenne grosseur, nageant dans un sérum abondant.

Le 7, décubitus dorsal avec inclinaison de la tête à gauche; hébétude, réponses lentes; mémoire presque nulle; parole difficile; langue et lèvres fuligineuses; quand on cesse de lui parler, le malade s'assoupit; quand on lui demande s'il éprouve quelque douleur, il répond négativement; le pouls est à 96, petit; point de selle; les urines s'échappent involontairement, goutte à goutte; elles sont troubles, jumenteuses, à réaction alcaline; un lavement purgatif est presque aussitôt rendu qu'injecté.

Dans la journée, deux vomissements; respiration courte, accélérée; 108 pulsations petites et faibles ; sueurs abondantes au visage et au cou ; un lavement avec 60 grammes de sulfate de soude, donné le soir, reflue presque aussitôt sans entraîner de matières.

Le 8, pâleur de la face, dilatation et immobilité des pupilles ; la paralysie, complète à droite, commence à s'étendre au côté gauche, mais la sensibilité se maintient dans l'un et dans l'autre côté ; céphalalgie ; langue brunâtre ; pas de selles ; urines involontaires, alcalines (20 sangsues à la base du crâne ; calomel à dose laxative).

Le soir, 120 pulsations dures, comme le matin ; 36 inspirations abdominales ; refroidissement des extrémités ; rougeur au sacrum ; vomituritions ; pas de selles ; urines goutte à goutte.

Le 9, immobilité complète dans le décubitus dorsal ; raideur de la nuque ; assoupissement ; 120 pulsations (calomel ; deux moxas à la base du crâne).

Le soir, affaissement complet ; constipation opiniâtre ; 132 pulsations ; 60 inspirations (lavement purgatif ; deux vésicatoires aux mollets) ; coma pendant la nuit.

Mort le 10 avril, à 5 heures du matin (vingt-quatre jours d'hôpital).

AUTOPSIE

Faite le 11 avril au matin, par le docteur Jobert, aide de clinique, en présence de M. Michel Lévy.

Aspect extérieur. Le sujet a conservé son embonpoint ; pas de trace de putréfaction.

Cavité crânienne. Sur la partie moyenne de l'hémisphère gauche du cerveau, on observe une infiltration de matière opaque, d'un jaune serin, assez analogue à des traînées de pus concret, accompagnant les vaisseaux.

Cette infiltration, examinée de près à l'œil nu et à la loupe, résulte elle-même de la confluence de granulations de dimensions inégales; quelques-unes atteignaient le volume d'un petit pois, mais la plupart ne dépassaient point celui d'un grain de semoule; çà et là, mais toujours le long des vaisseaux, elles sont tout à fait distinctes, séparées, disposées en chapelet; il en existe également, mais en quantité moindre, sur la portion antérieure de l'hémisphère droit, ainsi que dans le tissu cellulo-vasculaire qui revêt la face plane verticale du côté droit, dans la grande scissure; on n'en rencontre point à la base ni dans les scissures de Sylvius.

Le cerveau reposant sur sa face inférieure, une coupe horizontale de 15 millimètres d'épaisseur, faite dans l'hémisphère gauche, tombe dans le milieu d'un foyer phlegmasique, siégeant dans la substance blanche médullaire, à égale distance de l'extrémité antérieure et de l'extrémité postérieure de cet hémisphère; ce foyer a 2 centimètres d'étendue en tous sens; il présente une coloration d'un rouge brun, non uniforme, et semble formé par plusieurs noyaux; il est manifestement ramolli à son centre, tandis qu'à son périmètre les noyaux rougeâtres qui le constituent ont une consistance un peu plus ferme.

En recherchant la limite supérieure de cette inflammation circonscrite de la substance cérébrale, on s'aperçoit qu'elle a pour point de départ un amas de granulations tout à fait analogues à celles qui ont été trouvées à la convexité du cerveau. Ces granulations infiltrent un repli de la pie-mère qui s'enfonce entre deux circonvolutions pariétales, formant le plancher supérieur du foyer phlegmasique, cette portion de pie-mère est elle-même épaissie, indurée et d'un rouge brunâtre.

Il existe une forte injection sous-arachnoïdienne sur la portion lombaire de la moelle, à 3 centimètres au-dessous des pyramides; le faisceau antérieur droit de la moelle paraît diminué de consistance dans une étendue de 12 à 15 millimètres, sans changement de coloration; mais cette altération n'a été bien observée qu'après l'enlèvement de l'arachnoïde qui est partout très-adhérente, de sorte qu'on ne peut affirmer si cette perte de cohésion résulte du tiraillement ou d'une lésion pathologique.

Cavité thoracique. Adhérence générale des deux poumons, beaucoup plus complète à droite; ces deux organes, depuis le sommet jusqu'à la base et dans toute leur épaisseur, sont parsemés d'une innombrable quantité de granulations miliaires, un peu plus grosses que celles de la pie-mère, mais leur ressemblant tout à fait par l'aspect; il n'y a point de tubercules réunis en masse, ni de tubercules ramollis; mais, en revanche, pas un lobule qui, coupé en divers sens, ne présente sur chacune de ses tranches un semis prodigieux de granulations miliaires; le tissu pulmonaire qui les sépare, crépite, même dans les portions postérieures qui sont engouées (décubitus prolongé sur le dos).

Rien d'anormal au péricarde, ni dans le cœur.

Cavité abdominale. Sur la portion cardiaque de la muqueuse stomacale existent un grand nombre de petites plaques d'un rouge vif; on dirait autant de petites ecchymoses; elles sont constituées par un pointillé fin très-rapproché et sont semblables à celles que l'on trouve souvent chez les sujets qui ont fait usage du tartre stibié. A la petite courbure et à distance égale du pylore et du cardia existent deux érosions de forme arrondie, superficielles de 6 à 7 millimètres d'étendue.

La moitié supérieure de l'intestin grêle est saine; depuis le milieu jusqu'à la fin on trouve seize ulcérations de forme arrondie, de 1 à 5 centimètres d'étendue, à bords irrégulièrement découpés et à fond tuberculeux; la muqueuse a disparu sur quelques-unes de ces plaques; sur d'autres elle est perforée en plusieurs points et comme dentelée; on exprime très-facilement la matière tuberculeuse, dure

ét jaunâtre qui est déposée dans le tissu sous-muqueux de ces plaques ; le cœcum, immédiatement au-dessous de la valvule, présente
deux plaques ulcérées semblables à celles de l'intestin grêle et deux
petites érosions superficielles ; à la naissance du colon on trouve
un segment de muqueuse d'environ 6 centimètres hypérémié et
d'un aspect velouté. Le colon descendant, l'S iliaque et le rectum
sont distendus par des matières fécales noires et dures.

Le foie est adhérent par sa face antérieure et sur son bord latéral
droit ; ces adhérences sont formées par des liens celluleux qui vont
de la tunique péritonéale au péritoine diaphragmatique ; plusieurs
de ces pseudo-membranes sont infiltrées et simulent des phlyctènes
pendantes à la face antérieure du foie. La substance de ce viscère
est d'une couleur gris foncé. Les conduits biliaires sont dilatés çà
et là par des amas de bile de manière à représenter de petites cavités de la grosseur d'une noisette. La densité du foie est augmen-
tée ; ses dimensions paraissent normales ; on remarque sur toute sa
convexité quelques granulations périphériques, identiques à celles
des poumons.

Les reins sont remarquables par une quantité prodigieuse de tubercules miliaires qui infiltrent la substance tubuleuse et la substance
corticale.

La rate et les ganglions mésentériques présentent la même infiltration tuberculeuse.

Le péritoine pariétal, ainsi que la tunique péritonéale, sont le
siége d'une infiltration de matière noire qui, disposée sous forme
de traînées et de ponctuations, donnent à leur surface un aspect
zébré.

Voilà donc un exemple de cachexie tuberculeuse développée, en
l'absence de toute cause héréditaire, chez un homme fort, bien

constitué, à conformation régulière ; les conditions d'organisation, le défaut d'antécédents morbides qui pouvaient appeler l'attention sur la poitrine, l'absence de toux, d'expectoration, et de tout signe de lésion pulmonaire, la régularité de la respiration qui ne s'est accélérée que dans les derniers jours, la nature même des premiers symptômes qui se rapportaient trop évidemment aux centres nerveux, expliquent pourquoi l'on n'a même point soumis le malade à l'auscultation, dès les premiers jours du traitement. Il est difficile de citer un cas de tuberculisation pulmonaire plus latente, plus exempte de réaction fonctionnelle. L'ensemble des phénomènes dérive presque exclusivement des lésions encéphaliques ; le premier qui se montre, c'est la paralysie, d'abord incomplète et bornée à un seul côté, sans déviation de la langue, sans distorsion de la bouche. Valleix ne mentionne qu'un seul cas où l'on ait observé l'hémiplégie dès le début. Il n'y a pas eu d'anesthésie, même vers la fin. La paralysie de la paupière supérieure gauche est survenue au vingtième jour après l'entrée du malade. La perte momentanée de la parole, pendant le pédiluve pris le 4 avril, est un fait difficile à expliquer : a-t-elle coïncidé avec l'éruption des granulations trouvées sur le lobe antérieur droit ? Mais la cause persistant, pourquoi l'effet aurait-il disparu ? La contracture des muscles de la partie postérieure du cou, sans myélite, sans arachnitis spinale, a été notée chez notre malade ; on a rangé ce signe parmi ceux qui indiquent le siége de la lésion à la base du cerveau ; on voit que cette localisation n'a rien de certain. La longue durée du coma, quoiqu'il n'y eût point de liquide dans les ventricules, prouve que Valleix a eu raison de ne pas accorder à l'épanchement ventriculaire autant d'importance que M. Lediberder ; il faut appliquer la même réserve à l'interprétation des signes fournis par les pupilles ; on les a vues chez Dus..., contractées, puis dilatées, sans qu'il y eût de sérosité dans les ventricules ni de lésion à la base du cerveau.

Le facies a présenté les vicissitudes généralement signalées : naturel au début, puis indifférent, hébété, puis alternatives de coloration et de pâleur. La circulation a offert par moments le phénomène de rémittence sur lequel Valleix a beaucoup insisté. Les vomissements, survenus très-tardivement, ont coïncidé avec l'usage des boissons émétisées, et l'autopsie a fait voir dans l'estomac des rougeurs pointillées et deux ulcérations commençantes ; ce qui peut jeter quelque doute sur leur cause, quoique après tout, ils nous paraissent se classer parmi les symptômes de la lésion encéphalique. M. Coindet a fixé l'attention sur deux signes qu'il regarde comme très-importants, et qui n'ont guère été observés par d'autres que lui ; ils se rapportent aux urines ; le premier est un dépôt blanc, farineux ; le second est constitué par des urines micacées. Le dépôt blanc, farineux, ne serait-il point de l'albumine ? Les urines de Dus.... ont présenté ce dépôt qui n'était autre que de l'albumine, ainsi qu'on l'a constaté ; l'autopsie a de plus montré l'infiltration tuberculeuse des reins. Nous sommes donc portés à croire que le premier des deux signes recommandés par M. Coindet n'a d'autre valeur que de faire conjecturer l'existence de granulations dans les reins ; que s'il coexiste avec les phénomènes cérébraux attribués à l'hydrencéphalie, le rapprochement de ces faits achemine au diagnostic.

OBSERVATION III.

Rougeole; épanchement pleurétique à droite; tubercules miliaires des deux poumons et des plèvres; marche chronique; délire final.
Granulations sous-arachnoïdiennes; tuberculisation générale.

Mail..., jeune soldat, âgé de 22 ans, né à Saulnay (Indre), sert au
premier régiment du génie depuis 17 mois; d'une constitution
moyenne, d'un tempérament lymphatique, cultivateur avant d'entrer au service, il n'a jamais eu de maladie grave. Point de renseignements sur sa famille. Il est entré une première fois à l'hôpital de Metz, en juillet 1846, pour une diarrhée qui ne l'y a retenu
que 13 jours; le 3 janvier 1847, il y est rentré, atteint de rougeole;
elle avait été précédée de vomissements; le 3 janvier, on constate
un commencement de décoloration; le pouls est à 64; la respiration
s'entend dans toute la poitrine, sans mélange de râles.

Le 6 janvier, le pouls est accéléré (90 pulsations); la peau est
chaude; céphalalgie; point d'autre douleur; pas de dyspnée.

Le 7, même état; on constate par la percussion et l'auscultation
l'affaiblissement du son et de la respiration, à la base du poumon
droit et en arrière; le soir, il y a 100 pulsations (potion stibiée
à 0^{gr} 3).

Le 8. Il y a eu deux selles; le pouls est à 100; la respiration peu
gênée, la face un peu colorée. Les symptômes se prolongent presque
sans variation jusqu'au 10, jour où l'on prescrit l'application d'un

vésicatoire sur le côté; on continue les potions stibiées. Rien à noter les jours suivants, si ce n'est la fréquence de la toux, l'expectoration d'une mousse blanchâtre abondante, la fréquence continue du pouls qui du soir au matin varie de 106 à 120.

Le 15; 104 pulsations; l'auscultation fait entendre une crépitation molle et superficielle en arrière, à droite et en bas (pseudo-membranes); l'expansion pulmonaire est très-faible dans tout ce côté.

Le 18; 90 pulsations. La matité et la diminution notable du bruit respiratoire correspondent aux trois quarts de la surface postérieure du côté droit; on y entend des ronchus sonores disséminés; la crépitation a cessé vers la base; on en conclut qu'il s'est fait une nouvelle exhalation de liquide. On reprend le tartre stibié que l'on continue jusqu'au 22 inclusivement : ce jour-là, il produit un vomissement et cinq selles; le malade répugne à en continuer l'usage. Il s'est affaibli; il tousse toujours beaucoup et remplit son crachoir d'une matière écumeuse blanchâtre. On substitue à l'émétique le kermès à la dose de 2 à 4 centigr., en suspension dans un looch, et l'on tente d'alimenter légèrement le malade. Cette conduite se poursuit jusqu'à la fin du mois.

Le 27, on a noté l'existence d'une respiration puérile dans tout le côté gauche.

Le 28, on retrouve le bruit respiratoire faible et lointain, dans la zone moyenne et postérieure du côté droit : à la base de ce côté, il manque totalement. Quant au pouls, il n'est point descendu au-dessous de 84, et presque toujours il a dépassé 90 et 100 pulsations par minute.

Le 1er *février*, on constate de nouveau la diminution progressive du bruit respiratoire depuis le sommet jusqu'à la base postérieure du côté droit; la diminution de la sonorité suit la même progression; le retentissement vocal est plus intense en avant sur ce côté qu'à gauche; l'expansion pulmonaire est toujours très-médiocre à droite, rude à gauche. Le malade maigrit; le pouls est toujours fréquent, surtout le soir; point de sueurs nocturnes. Dans la première moitié de ce mois, le malade est mis à l'usage de la digitale sous forme d'infusé (un gramme de feuilles sèches).

Le 3, le pouls tombe à 84.

Le 5, à 70;

Le 6, à 60.

A la faveur de cette sédation circulatoire, on essaie d'alimenter le malade, sans toutefois dépasser le quart de la portion. De temps en temps, le pouls s'accélère, surtout après le repas du soir.

La digitale ayant déterminé un peu d'embarras gastrique, on en suspend l'emploi, et on la remplace par des potions avec oxymel scillitique. Depuis ce moment, la circulation devient plus active, mais variable de 78 à 102.

Du 20 *au* 28, on a recommencé l'usage de la digitale, mais sans succès.

Jusqu'à la fin du mois, peu de changement; le malade se plaint de faiblesse; il a le visage habituellement injecté, les yeux très-vifs; la toux et l'expectoration continuent; les matières expectorées sont continuellement restées ce que nous avons dit, jusqu'à la mort : un crachoir est deux fois rempli en 24 heures d'un liquide blanchâtre et mousseux. Malgré les résultats stationnaires de l'auscultation, il est impossible de méconnaître l'existence de tubercules; on présume qu'ils infiltrent les poumons, et les pseudo-membranes pleurétiques sous forme de granulations miliaires.

Le mois de mars se passe sans modification digne de remarque dans les symptômes fournis par l'auscultation et par l'observation générale, si ce n'est que Mail.... ne quitte plus le lit que pour aller sur la chaise; l'amaigrissement fait des progrès, les forces diminuent; néanmoins il n'y a point de sueurs nocturnes, ni de diarrhée; il y a peu d'oppression; la toux seule fatigue le malade dont la face est toujours colorée, et s'anime surtout après le repas; les yeux ont un éclat particulier. L'oxymel scillitique et la digitale ont fait les frais de la médication; on combat les quintes de toux nocturnes par des potions opiacées à 0^{gr},25. Toutes les fois que la chaleur générale et le pouls le permettent, on augmente la nourriture du malade, que l'on réduit ou que l'on supprime ensuite selon les indications.

Du 18 au 20 mars, 72 pulsations. On accorde la moitié et même les trois quarts de la portion; mais ces efforts n'aboutissent point: la fièvre renaît et le marasme continue.

Le 11 avril, quelques froissements pulmonaires se font entendre dans la région sous-mammaire droite, mêlés à de petits craquements superficiels et humides.

Le 12, macules scorbutiques sur les membres inférieurs.

Le 17, le pouls s'élève à 120, la dyspnée est considérable, la chaleur plus forte; la toux toujours fatigante, l'expectoration plus difficile, les crachats abondants et écumeux; on perçoit sous la clavicule droite les phénomènes déjà notés le 11; un vomissement.

Le 19, dans la journée, il y a un peu d'incohérence, et un vomissement.

Le soir survient le délire qui dure toute la nuit; le malade parle avec volubilité, mais ses paroles sont inintelligibles; il n'a pas quitté son lit.

Le 20, le malade est toujours en proie à un délire loquace, mais tranquille; quand on fixe son attention il cesse son monologue, et s'efforce de répondre aux questions qu'on lui adresse; dès qu'on l'abandonne à lui-même, il recommence à parler vite et en bredouillant, comme par une impulsion irrésistible. Il se plaint de céphalalgie, ses pupilles sont contractées; le facies exprime l'égarement; il y a 120 pulsations, petites; 36 inspirations et une chaleur intense.

Du 20 au 21, même état, mais avec plus d'agitation.

Le 21, au matin, le pouls est à 96. Dès qu'on s'éloigne de son lit, le malade se tourne vers le mur, et recommence son langage incohérent et mal articulé.

Affaissement vers onze heures; coma pendant une demi-heure. Mort à midi.

AUTOPSIE

Le 22 avril, à quatre heures du soir.

Cavité crânienne. — La convexité et la base du cerveau sont le siége d'une infiltration sous-arachnoïdienne très-marquée; dans les deux scissures de Sylvius, on trouve des granulations blanchâtres, qui parsèment la pie-mère; il en existe aussi dans le chiasma des nerfs optiques; ces granulations très-facilement reconnaissables à l'œil nu, suivent le trajet des vaisseaux, par groupes et en chapelets; quelques-unes siégent sur les parois vasculaires elles-mêmes. On en rencontre dans l'intervalle des circonvolutions de la base des deux lobes antérieurs; la face supérieure du lobe antérieur gauche est surtout remarquable par l'abondance de l'infiltration sousarachnoïdienne, constituée par une matière gélatiniforme blanchâtre qui accompagne les vaisseaux. En écartant sur les deux hémisphères les circonvolutions qui se dirigent obliquement vers les scissures de Sylvius on découvre dans leurs intervalles des granulations reconnaissables à l'œil nu. Les coupes pratiquées ensuite dans les deux hémisphères font voir un piqueté très-fin jusqu'à la base; les ventricules latéraux contiennent environ 30 grammes de sérosité roussâtre; l'extrémité postérieure du ventricule latéral droit est le siége d'une agglomération de tubercules miliaires, d'aspect jaune-verdâtre et du volume d'un gros pois; les plexus choroïdes sont parsemés de granulations. Les parois du ventricule droit sont ramollies; la paroi postérieure du ventricule gauche est d'une consistance crémeuse.

Cavité thoracique. — La surface pleurale du poumon gauche est le siége d'une exsudation fibrineuse et de granulations qui pénètrent jusque dans les scissures interlobaires. Le tissu pulmonaire est parsemé de granulations grises. La muqueuse bronchique présente une coloration d'un rouge brunâtre constituée par des stries fines, et disposée en zones transverses qui laissent entre elles des espaces irréguliers de membrane blanche et saine; une matière spumeuse s'écoule abondamment à chaque incision.

Le poumon droit est entièrement adhérent, excepté à sa base, où à la faveur d'un écartement des deux surfaces pleurales, s'est accumulé un demi-litre environ de sérosité trouble. Après l'évacuation de cet épanchement, on reconnaît qu'il était emprisonné dans un kyste pseudo-membraneux dont le plancher inférieur n'est autre que la plèvre diaphragmatique tapissée d'une couche épaisse d'exsudation fibrineuse organisée; les parois de ce kyste sont formées par les pseudo-membranes lardacées qui recouvrent inférieurement les deux feuillets écartés de la plèvre, et qui en haut s'unissent intimement pour déterminer l'adhérence du poumon. Par cette superposition des couches, la plèvre pariétale a acquis un centimètre d'épaisseur; on est obligé de l'enlever avec le poumon; sa face externe porte l'impression des côtes; sa face interne ne peut être séparée de la plèvre pulmonaire que par une dissection; cette dernière, également dense, blanche, lardacée, a 4 millimètres d'épaisseur; elle encastre le poumon et s'oppose à son ampliation; à la face antérieure du poumon, les pseudo-membranes circonscrivent supérieurement entre elles des loges irrégulières, étroites, contenant un liquide séreux infiltré dans leurs mailles. Le poumon lui-même est comprimé, condensé; sa structure paraît normale; sa coloration brunâtre est striée de noir; il crépite sous le scalpel ; des granulations grises l'infiltrent dans toute son étendue et prédominent vers le sommet en arrière ; à chaque coupe, une matière spumeuse, tout à fait identique à celle de l'expectoration, ruisselle des orifices bronchiques béants et dilatés.

Les ganglions bronchiques, rénitents, très-volumineux, sont envahis par un mélange de mélanose et de tubercule ; l'un d'eux situé à la bifurcation des bronches a la grosseur d'un œuf de pigeon.

Le cœur et le péricarde sont à l'état normal ; quelques coagulations fibrineuses se trouvent dans les cavités droites et gauches.

Cavité abdominale. Le péritoine contient environ un litre de sérosité. La muqueuse gastrique présente dans le grand cul-de-sac, une coloration assez vive, constituée par une injection pointillée. Le dernier mètre de l'intestin grêle est congestionné ; mais placée entre l'œil et la lumière, cette hypérémie ne paraît point nette ni fine ; mais elle paraît être due à l'hypostase ; les ganglions mésentériques, augmentés de volume, sont infiltrés de matière tuberculeuse. Le foie a 27 cent. de largeur sur 18 de hauteur ; son épaisseur est de 6 cent. ; vers son bord inférieur, à un centimètre de la vésicule biliaire, existe un tubercule jaunâtre de la grosseur d'un grain d'orge, enchâssé sous la tunique péritonéale. La vésicule contient une petite quantité de bile jaunâtre fluide.

La rate est tapissée à sa face externe de pseudo-membranes ; sa face postérieure et sa face antérieure sont parsemées de granulations tout à fait semblables à celles des plèvres ; son parenchyme est infiltré de tubercules jaunâtres de la grosseur d'un pois.

Le rein droit est sain ; le rein gauche offre un tubercule incrusté dans un de ses mamelons.

Le fait qui précède s'éloigne complétement des descriptions que l'on a tracées de l'affection tuberculeuse de la pie-mère ; cette dernière maladie n'est ici que l'épisode, la phase ultime d'une cachexie tuberculeuse à laquelle la rougeole paraît avoir communiqué une énergique impulsion. Comme les deux faits déjà rapportés, celui-ci fait voir que l'affection de la pie-mère ne peut constituer une unité nosologique; mais tandis que dans les observations I et II, la tuberculisation générale marche sourdement et ne se révèle que par des symptômes indirects et subits, on la voit s'installer d'abord, non sans retentissement, dans l'appareil respiratoire du sujet de cette observation, à la faveur et sous l'incitation des phlegmasies bronchique et pleurales qui succèdent à la rougeole. Longtemps la scène pathologique se concentre dans la poitrine; pendant 105 jours, tous les symptômes rayonnent de ce foyer; dans les trois derniers jours de cette maladie chronique surgissent les seuls troubles qui dénotent une lésion encéphalique.

On ne dira pas que chez ce malade les accidents thoraciques se sont effacés derrière ceux de l'affection de la pie-mère et du cerveau; l'espèce d'antagonisme que l'on a remarqué entre ces deux groupes de symptômes fait ici complétement défaut, et si les faits de cette nature viennent à se multiplier, il y aura lieu d'admettre chez les adultes deux formes très-distinctes de l'affection tuberculeuse aiguë de la pie-mère : l'une se manifestant d'une manière presque soudaine au milieu d'une santé apparente, ou après quelques troubles fonctionnels vagues qui ne fixent pas l'attention des malades eux-mêmes; l'autre servant de conclusion à la chronicité d'affections pulmonaires dont la nature tuberculeuse a été plus ou moins reconnue.

Céphalalgie, délire, jactitation, contraction des pupilles, tels sont les seuls phénomènes que la lésion encéphalique a développés : point de paralysie; à la méningite tuberculeuse de la base on a rattaché plus particulièrement la contraction des muscles de la partie postérieure du cou, le renversement de la tête en arrière, et la raideur du tronc; on y a ajouté le strabisme, les convulsions,

l'assoupissement, l'anesthésie. Malgré l'abondance de l'infiltration
tuberculeuse de la base, aucun de ces symptômes ne s'est offert
chez Mail.... La lenteur des réponses et des opérations de l'intel-
lect indiquerait, dit-on, l'hydropisie ventriculaire : notre malade a
éprouvé un délire loquace, nonobstant l'épanchement et la présence de granulations dans les ventricules. La forme spéciale du
délire qui a été observé, cette loquacité involontaire et irrésistible,
s'expliqueraient-elles par l'abondance de l'infiltration sous-arachnoïdienne de la face supérieure du lobe antérieur gauche, par le
grand nombre des granulations à la base des deux lobes antérieurs ? Les autopsies consignées dans ce travail ont donné trop
de démentis aux localisations de ce genre pour que nous soyons
tenté de nous y arrêter.

C'est le 7 janvier que l'on a noté les premiers indices d'une ef-
fusion de liquide dans la plèvre droite; huit jours après (15 janvier), une crépitation molle et superficielle qui n'est autre que le
râle pleurétique, annonce l'organisation commençante d'une
pseudo-membrane ; en même temps, la faiblesse de l'expansion
pulmonaire dans tout ce côté prouve que le poumon est déjà in-
vesti d'une enveloppe fibrineuse accidentelle, barrière désormais
infranchissable à tous les efforts d'inspiration; 96 jours plus tard,
la coque pseudo-membraneuse du poumon, résultant de l'adhérence des deux plèvres, a acquis 14 mm. d'épaisseur, et tout ce
travail de formation phlegmasique qui a modifié d'une manière
aussi profonde qu'irrémédiable la fonction de la respiration et de
l'hématose, s'est effectué, s'est complété à l'insu du malade, sans
douleur locale ; l'auscultation seule a démasqué cette œuvre d'une
nature qui détruit plus souvent qu'elle ne répare et guérit, n'en
déplaise aux placides zélateurs de la médecine expectante.

Deux remarques de quelque intérêt pour l'auscultation se présentent ici : l'une est relative aux difficultés du diagnostic physi-
que; quand les ronchus bruyants de la bronchite capillaire se mê-

lent à la crépitation initiale d'une pseudo-membrane qui est en train de se former, le frottement pleural rudimentaire se perd alors dans les vibrations de l'arbre bronchique ou s'en distingue avec peine. La seconde remarque s'applique aux froissements et aux petits craquements humides qui ont été perçus en dernier lieu dans la région sus-mammaire droite : ils en ont imposé pour les signes d'un ramollissement tuberculeux, trop indiqué d'ailleurs par la marche et la durée de la maladie : l'autopsie a montré qu'ils étaient produits par les pseudo-membranes œdématiées qui occupaient cette région. Le cas doit être rare; mais toutes les fois qu'il se reproduira, le diagnostic pourra flotter indécis entre cette altération et le ramollissement des tubercules, tant la collision des pseudo-membranes et des liquides qu'elles emprisonnent, synchrone à chaque locomotion du thorax, ressemble aux craquements humides et aux froissements pulmonaires. Dira-t-on que le premier phénomène siége plus superficiellement? Mais combien de cavernes pulmonaires adhèrent par leur paroi externe à la plèvre, et n'en sont séparées que par une couche mince et indurée de tissu pulmonaire !

Notons encore, comme digne d'interprétation, le retentissement plus fort de la voix dans la région sous-claviculaire droite ; le phénomène inverse s'observe dans la pleurésie; mais les faits cliniques ont leur imprévu toujours en rapport avec leur individualité. Chez notre malade, une épaisse pseudo-membrane de 14 mm., la compression du tissu pulmonaire, le grand nombre de granulations dont il était parsemé expliquent par accroissement de la densité du poumon, l'augmentation de sa conductibilité pour le son.

Enfin, la présence des granulations dans un grand nombre d'organes à la fois (poumons, reins, foie, pie-mère, ganglions bronchiques et mésentériques) prouve, comme dans les observations précédentes, que chez les adultes, comme chez les enfants, le tubercule tend à se disséminer dans toute l'économie.

OBSERVATION IV.

Épanchement pleurétique droit. Méningite tuberculeuse.

Thomas François, du 15ᵉ léger, jeune soldat, est âgé de 25 ans et compte quatre ans de service. Il est né à Lunal (Lot); il était cultivateur; constitution moyenne; tempérament lymphatique.

Ce militaire est entré au Val-de-Grâce le 7 octobre. Le cahier porte quatre jours d'invasion, et pour diagnostic, épanchement pleurétique et courbature. Cet épanchement occupait tout le côté postérieur droit jusqu'au niveau de l'angle inférieur de l'omoplate. Jusqu'au 24 novembre, cet homme a mangé successivement le quart, la demie et les trois quarts. Pour boisson il avait de la tisane d'orge avec 15 gr. d'acétate de potasse, et une potion de 1 gr. 5 de feuilles sèches de digitale dans 125 gr. d'excipient. Le cahier ne donne aucun autre renseignement. Il est vrai cependant que l'épanchement n'avait pas diminué, malgré l'application d'un large vésicatoire, et que le pouls avait toujours conservé une certaine fréquence. Le malade toussait aussi; mais cette toux était faible et sèche. Depuis quelque temps enfin, Thomas paraissait enclin à la tristesse et à la mélancolie, malgré la promesse qui lui avait été faite d'un congé de convalescence. Il avait pâli, maigri, s'était étiolé.

Le 24 novembre. Peau chaude; pesanteur de la tête; réponses lentes et insignifiantes. On met le malade à la diète.

Pouls : matin, 90; soir, 108.

Le 25. Céphalalgie ; persistance de l'épanchement ; bruits du cœur normaux ; pas de râles. Pouls : 90. Saignée de 350 gr. ; point de couenne ; coagulum peu considérable. Jusqu'au 1er décembre le pouls varie entre 80 et 96. Décubitus dorsal, inertie.

Le 1er *décembre*. Bandelette nacrée ; hébétude, stupeur ; quand on interroge le malade, il hésite à répondre. Le soir, une selle involontaire ; rétention d'urine (cathétérisme). Bouillon ; tilleul édulcoré ; potion éthérée à 1 gr.

Pouls : matin, 70 ; soir, 60.

Le 2. On porte au diagnostic, méningite et cachexie tuberculeuse. Langue blanchâtre ; perte d'appétit ; soif ; bandelette nacrée ; une selle involontaire ; rétention d'urine ; hébétude. La pression exercée par la main du malade est graduelle, mais peu énergique ; les mouvements des membres inférieurs sont lents ; la sensibilité émoussée ; on pince le malade aux cuisses et aux jambes, il dit le sentir, mais non en souffrir quoiqu'on le pince très-fortement ; un peu de contracture des membres supérieurs alternant avec leur résolution.

Bouillon ; pruneaux. Vésicatoire à la nuque ; cathétérisme.

Le soir, une selle involontaire. Pupilles dilatées et oscillantes. La contraction des muscles est plus lente et moins énergique encore que ce matin ; froid des extrémités (sinapismes).

Pouls : matin, 84 ; soir, 60.

Le 3. Pas de selles ; urines involontaires ; faiblesse extrême de la contraction des muscles. Décubitus dorsal ; affaiblissement de l'intelligence ; paroles lentes ; air indifférent et étranger à ce qui l'entoure. On peut à peine éveiller l'attention du malade par des questions faites à très-haute voix ; stupeur. Deux sinapismes.

Le soir, on n'obtient plus de réponse. Les mains sont constamment portées vers les parties génitales ; léger trismus ; raideur du cou ; déglutition difficile. Émission involontaire des urines ; une selle involontaire.

Pouls : matin, 66; soir, 72.

Le 4. Stupeur complète; yeux roulés en haut; dilatation des pupilles ; rougeur et pustules au sacrum ; urines involontaires.

Eau émétisée à 0,05; deux sinapismes.

Le soir, le malade, toujours dans le décubitus dorsal, a les mains constamment portées vers les parties génitales, et semble vouloir se livrer aux manœuvres de la masturbation. Paupières abaissées; état soporeux; selles et urines involontaires. 16 sangsues à chacune des apophyses mastoïdes.

Pouls, matin, 56; soir, 66.

Le 5, quand on interroge le malade, il paraît faire attention, mais il ne répond pas. La commissure droite des lèvres est relevée; expression un peu sardonique de la face. Hoquet; dysphagie moins grande ; urines et selles involontaires.

Eau émétisée ; sinapismes.

Le soir, les yeux sont roulés en haut; les pupilles dilatées; rigidité de la mâchoire inférieure ; bouche entr'ouverte. Pas de réponses ; répulsion quand on veut faire boire le malade. Pas de selles ; urines involontaires.

2 sinapismes; compresses froides sur la tête ; lavement avec 60 gr. de sulfate de soude.

Pouls, 96.

Le 6, gémissements, yeux ternes et chassieux ; la langue demeure derrière l'arcade dentaire. Bouche ouverte.

Le soir, le malade a 32 inspirations par minute. Selles involontaires; rétention d'urine ; cathétérisme sans protestation du malade; face injectée; occlusion des yeux. Dents serrées convulsivement ; impossibilité d'ouvrir la bouche; éructation, hoquet; gémissements continus ; résolution des membres ; appréhension d'un vésicatoire qu'on place au mollet.

Pouls : matin, 100; soir, 108.

Mort le 7 décembre, à 7 heures du matin, 14 jours après l'apparition des premiers symptômes cérébraux.

AUTOPSIE.

Crâne. La grande cavité arachnoïdienne contient au moins 30 à 40 grammes de sérosité rougeâtre ; dans les deux fosses cérébelleuses, on trouve plusieurs granulations tuberculeuses de la grosseur de petites lentilles qui siégent entre l'arachnoïde et le feuillet interne de la dure-mère. Les vaisseaux qui rampent à la surface convexe du cerveau sont gorgés de sang, et le tissu cellulaire situé entre les circonvolutions est infiltré ; l'on y rencontre disséminées des granulations tuberculeuses, mais elles sont surtout nombreuses à la partie la plus antérieure du lobe droit, où elles sont agglomérées, réunies en chapelet, et ressemblant à une traînée de pus concret.

Tout le tissu cellulaire sous-arachnoïdien de la base du crâne, et surtout celui qui se trouve entre les pédoncules cérébraux, est infiltré et rempli de granulations réunies entre elles ; ces granulations sont fines et résistent à la pression. On en trouve aussi beaucoup dans la scissure de Sylvius, mais là elles sont moins distinctes que partout ailleurs.

La substance blanche du cerveau est sensiblement ramollie, et le ramollissement augmente à mesure que l'on s'avance vers les ventricules, en sorte que la substance cérébrale qui délimite ces cavités est comme macérée par le liquide qu'elles renferment, et tellement ramollie que les recherches y sont presque impossibles. Les ventricules sont distendus par une grande quantité de liquide que l'on peut évaluer à 40 grammes. Les deux lames qui forment le cinquième ventricule sont écartées par le liquide d'environ 2 cent.; il en est de même des parois du quatrième ventricule.

La toile choroïdienne est aussi infiltrée de granulations tuberculeuses semblables à celles décrites précédemment.

Thorax. Pseudo-membrane jaunâtre, d'une épaisseur irrégulière
de 2 mm. par places, tapissant la plèvre costale dans toute l'étendue de la région latérale droite jusqu'à l'aisselle, et de la région
postérieure du même côté jusqu'au niveau de l'angle inférieur de
l'omoplate.

Pseudo-membrane aussi épaisse que la précédente, tapissant la
face latérale et postérieure du poumon droit et s'enfonçant dans la
scissure interlobaire de ce poumon. La cavité pleurale droite contient un liquide de couleur citrine. Ce liquide s'élève jusqu'à la
quatrième côte.

Poumon droit : il est refoulé en forme de voûte; son tissu est
d'un rouge brun, comme carnifié dans les deux lobes inférieurs; il
ne crépite plus. Le lobe supérieur est engoué et crépite par places.
Il contient des granulations tuberculeuses en très-grand nombre,
grises, résistantes et très-petites.

Poumon gauche : il est crépitant; cependant il est congestionné.
Les incisions que l'on pratique dans son étendue laissent écouler
un sang noirâtre; sa circonférence est tapissée par de nombreuses
granulations sous-pleurales. Dans l'intérieur de son tissu, elles y
sont très-semées et très-épaisses.

Cœur. Le péricarde contient deux ou trois cuillerées d'un liquide
blanchâtre. A la face antérieure du cœur, pseudo-membrane de
3 cent. d'étendue. Opalescence du feuillet d'enveloppe du péricarde
qui est aussi tapissé par des granulations tuberculeuses. La valvule
mitrale est notablement épaissie; son aspect est dur, blanc, nacré;
sa consistance cartilagineuse.

Abdomen. Foie : bile noirâtre; granulations tuberculeuses aux
faces inférieure et antérieure, ainsi que dans le tissu de l'organe.

La rate présente des granulations extérieurement et intérieurement.

Les reins sont en voie de décoloration; tubercules dans la substance corticale et la substance tubuleuse, où ils sont moins épais que dans la première. Ces tubercules sont plus volumineux et plus aplatis que dans les autres organes.

Intestins : granulations assez nombreuses à la surface de la muqueuse intestinale; on n'en observe pas à la surface péritonéale.

Tubercules infiltrés dans les ganglions mésentériques et l'épiploon gastro-hépatique.

OBSERVATION V.

Tuberculisation sous-arachnoïdienne.

Doret, âgé de 22 ans, fusilier au 74ᵉ de ligne, du département de la Seine-Inférieure, taille assez élancée, membres grêles, système musculaire peu développé, cheveux châtains, peau blanche, éphélides au visage, entre à l'hôpital le 9 mars 1849.

Il dit être sorti de l'hôpital il y a dix jours après y être resté cinquante-six jours pour une douleur au côté droit où l'on retrouve la trace d'un vésicatoire.

La percussion du thorax ne donne aucun résultat notable; l'auscultation est aussi négative ; mais celle-ci n'a point été faite scrupuleusement.

Le malade se plaint de céphalalgie, de faiblesse, d'inappétence, d'insomnie. Le pouls est à 65, et s'accélère facilement par l'émotion; la face ordinairement pâle se colore uniformément lorsqu'on fait parler le sujet. Il répond facilement, mais les réponses sont courtes et ne donnent pas d'éclaircissement satisfaisant sur l'état du malade.

La céphalalgie sus-orbitaire est le symptôme unique sur lequel il insiste. Il a de la tendance à rester au lit, et semble se complaire dans l'idée d'être renvoyé dans sa famille.

Potion opiacée à 0ᵍʳ,05.

Le 11, insomnie persistante ; 60 pulsations.

Le 12, diminution du son sous la clavicule droite et expansion pulmonaire moindre dans cette région. Fébricule nocturne; joues colorées; sourcillement; facies un peu grippé; céphalalgie frontale persistante.

M. le docteur Michel Lévy annonce alors comme fort probable le développement des granulations tuberculeuses dans la pie-mère, concurremment à une tuberculisation pulmonaire du côté droit.

Soupe au lait; pommes cuites; eau gommeuse; deux pédiluves sinapisés; potion avec 4 grammes d'eau de laurier-cerise; 4 ventouses scarifiées à la nuque.

Le 13, céphalalgie moindre; 60 pulsations.

Le 14, céphalalgie intense le matin.

Le soir, 60 pulsations; sept vomissements de matières alimentaires. Une selle. Anorexie; langue légèrement grisâtre; persistance de la céphalalgie; pommettes colorées, surtout à droite. (4 sinapismes; calomel 1 gramme.)

Le 15, la respiration est notée un peu rude sous la clavicule gauche, moins forte à droite.

Bouillon; lait édulcoré; 4 sinapismes, potion avec 4 grammes eau de laurier-cerise; calomel 5 centigrammes.

Le soir, 65 pulsations; face injectée; céphalalgie plus vive; 3 selles.

Le 16, selles involontaires; réponses difficiles; rigidité cervico-dorsale prononcée; stupeur marquée; apathie.

Le malade ne peut se tenir dans la position assise.

Soupe au lait; pruneaux; eau gommeuse; sinapismes; large vésicatoire à la nuque.

Le soir, un vomissement alimentaire.

Le 17, face grippée; plissement de la peau du front et rapprochement des sourcils; décubitus latéral gauche accroupi; 48 pulsations.

Sinapismes; calomel, 1 gramme.

Le soir, prostration, éblouissements.

Le 18, 54 pulsations; coloration instantanée de la face; une selle; urine pâle sans sédiment; station assise impossible.

Lait édulcoré, 250 grammes; sinapismes; sulfate de quinine 0^{gr},6.

Le 19, chaleur vive; 70 pulsations; langue un peu sèche. Sonorité moindre sous la clavicule droite où les inspirations ne sont pas perçues.

Lavement huileux; sulfate de quinine 0^{gr},6.

Le 20, 72 pulsations; face toujours inclinée à gauche, s'injectant vivement quand on parle au malade.

Yeux entr'ouverts; pupilles immobiles, la gauche très-dilatée; conjonctive droite enflammée avec mucus opaque sur la cornée. Mains aux parties génitales. 30 inspirations inégales; ouïe dure; langue non sortie; urine involontaire par jet; quelques plaintes sourdes; carphologie de la main gauche. Sensibilité vive de toute la moitié gauche du corps, surtout aux membres. Anesthésie du côté droit.

Diète; eau gommeuse. Sulfate de quinine, 1 gramme; 10 sangsues aux apophyses mastoïdes; vésicatoires aux mollets; glace sur la tête.

Le 20, au soir. Rougeur plaquée de la face. Décubitus dorsal, la face inclinée à gauche. 65 pulsations assez fortes.

10 sangsues aux apophyses mastoïdes. Sinapismes.

Mort le 21 mars, à 5 heures du matin.

AUTOPSIE.

Abdomen. Granulations tuberculeuses, aplaties, d'un blanc jaunâtre, d'une consistance assez grande, de 2 à 3 millimètres de diamètre sur les deux faces du mésentère.

Un semis très-fin de tubercules est répandu entre ces granulations sous-péritonéales.

La rate, de volume ordinaire, présente à sa face concave deux ou trois granulations semblables. Sa substance est parsemée d'une poussière tuberculeuse dont les grains un peu plus volumineux sont demi-transparents.

Sur la face convexe du foie une granulation sous-péritonéale. Rien dans le tissu de cet organe qui est assez gorgé de sang.

Reins normaux.

La muqueuse intestinale présente partout une consistance normale. Piqueté et injection fine d'un rouge vif sur la petite courbure de l'estomac et au pourtour du pylore.

Une ulcération à fond pâle, taillée à pic dans la muqueuse non épaissie du jejunum.

Dans l'ileum quelques plaques sont légèrement érodées ; toutes offrent le pointillé noirâtre des follicules.

Dans le gros intestin, même pointillé avec cercle noirâtre autour des follicules de Brünner.

Ganglions mésentériques non augmentés de volume, offrant de légères traces de matière tuberculeuse jaunâtre infiltrée.

Thorax. Poumon droit presque entièrement adhérent, son lobe inférieur carnifié, donne une coupe lisse dont on fait écouler par pression un liquide rougeâtre, louche, presque sans bulles d'air. Les deux lobes supérieurs sont parsemés de granulations grises disposées en grappes de 5, 6 et même 10. Tout à fait au sommet, quelques tubercules crus, assez durs, du volume d'un pois. Sous la plèvre interbolaire surtout, de fines granulations tuberculeuses.

Mêmes altérations au poumon gauche.

Crâne. Vaisseaux cérébraux médiocrement injectés dans les gros troncs; le lascis capillaire de la pie-mère est assez apparent. La consistance générale de la substance cérébrale paraît diminuée.

L'arachnoïde de la base est translucide, un peu friable. Le réseau de la pie-mère ne contient pas de granulations, ni dans les scissures de Sylvius, ni entre les pédoncules. Sur la face convexe des hémisphères, on remarque du côté droit, sur une anfractuosité, un tubercule sous-arachnoïdien du volume d'un grain de millet, jaunâtre et arrondi. A peu de distance et toujours vers le milieu de la face convexe, une autre granulation de même nature, plus petite. Un peu d'œdème sous-arachnoïdien à cette face convexe des hémisphères.

Un peu de sérosité rougeâtre dans les ventricules. Des deux côtés, mais d'une manière plus prononcée à droite, ces cavités présentent les lésions suivantes : Ramollissement pultacé des corps frangés et de la partie interne de la corne d'Ammon. — Entre les ventricules latéraux, on observe encore le ramollissement complet de la voûte à trois piliers, du septum lucidum et de la lyre dont les fibres blanches sont entièrement disséquées au milieu du ramollissement. — Du côté gauche, la portion de la couche optique qui baigne dans le ventricule est notablement ramollie; sa teinte est plus foncée, d'un jaune grisâtre, ce ramollissement ne va pas à plus d'un centimètre de profondeur. Les plexus choroïdes, la toile choroïdienne et les vaisseaux de la substance cérébrale qui se rendent à ce réservoir central sont assez injectés. Le cervelet est mou généralement. Moelle normale.

Cette cinquième observation, comme celle qui la précède, peut être considérée comme le type classique de l'affection tuberculeuse aiguë de la pie-mère; c'est pour ce motif que je l'ai relatée ici. On y voit en effet dès le début la céphalalgie; des symptômes pectoraux incontestables indiquent aussi qu'il y a, concurremment à l'affection cérébrale, une affection tuberculeuse des poumons; le troisième jour de l'entrée à l'hôpital, le 14 mars, vomissements fréquents et sept fois répétés dans une soirée, sans qu'on puisse les attribuer à une cause accidentelle. Devant cet appareil symptomatique, le diagnostic a été immédiatement porté, et l'autopsie n'est venue que trop confirmer cette manière de voir.

Les autres phénomènes présentés par les malades qui font le sujet de ces deux observations ne présentent rien de spécial, sauf cependant une tendance très-prononcée à porter les mains aux parties génitales. Je crois devoir faire remarquer ce fait qui s'est encore produit, et mieux accentué, dans l'observation IV. Quel est le motif de cette attitude? Je crois absolument inutile d'entrer dans la discussion des lésions cérébrales qui sont susceptibles de trancher plus ou moins cette question. Je signale cependant, mais simplement comme fait curieux, la coïncidence du ramollissement du cervelet, non pas que je croie qu'il faille en trouver là la cause, mais simplement à titre d'observation dont le physiologiste pourra s'armer pour défendre ou combattre les théories si difficiles des fonctions dévolues à chaque partie de l'appareil cérébral.

OBSERVATION VI.

Méningite tuberculeuse à forme typhoïde; manifestations du côté de l'intestin; absence de phénomènes pectoraux; signes réels de l'affection cérébrale n'apparaissant en réalité que deux jours avant la mort. — Valeur de la température au point de vue du diagnostic.

Juliard, 23 ans, infirmier militaire, au service depuis deux ans, pendant lesquels il a été en garnison à Lyon. Maladies antérieures : une bronchite au mois de février 1867; un commencement de fluxion de poitrine pour laquelle il est resté six jours à l'hôpital de Lyon au mois de juillet de la même année; dans le même mois, fièvre tierce ayant duré huit jours. Ces diverses affections, dans l'intervalle desquelles le sujet se trouvait toujours un peu indisposé, toussant et souffrant de la poitrine, nécessitèrent un congé de convalescence de quatre mois, que le sujet passa chez lui, à Troyes en Champagne. Pendant ces quatre mois, rentrée à l'hôpital de Troyes pour fièvre irrégulière, toux et point de côté.

Ayant rejoint son corps à Lyon, le 4 octobre, il fut aussitôt envoyé en Afrique, à Constantine, où il arriva le 24 octobre 1867. La route de Philippeville à Constantine a été faite en cacolet. Le sujet entre à l'hôpital dès son arrivée.

Le 25 octobre. Matin. Pouls : 100. Température : 38.4.

Constitution chétive, délicate; fatigue générale; peau chaude et moite. Interrogé sur le début de sa fièvre, le malade répond qu'il

est ainsi depuis trois mois; toujours de la chaleur avec des exacer-
bations vespérales; sueurs nocturnes; toux fréquente; point de
côté tantôt à droite, tantôt à gauche; jamais d'hémoptysie; quelques frissons irréguliers pendant la route. Les renseignements sont
sans doute incomplets; mais quoique jouissant de toute son intelligence, le malade ne peut les préciser davantage. Mal de téte et
vertige continuels. Langue sale, humide; anorexie; soif; pas de
diarrhée; cependant de temps en temps quelques coliques abou-
tissant à une ou deux selles molles. Ventre souple; crépitation fine
et sensibilité à la fosse iliaque. Douleur à la pression de la région
hépatique.

Soir. Pouls : 84. Température : 40. Pas de changement.

Le 26 *octobre.* Point de sommeil; nuits ordinairement agitées.
Le malade continuellement plongé dans une sorte de somnolence,
est prostré, et indifférent à tout ce qui l'entoure. D'ailleurs rien de
changé.

Pouls : Matin, 80. Soir, 88.
Température : Matin, 39. Soir, 40,5.

Le 27 *octobre.* Insomnie toute la nuit, agitation continuelle.
Langue demi-sèche et présentant des mamelons grisâtres implantés
sur un fond rosé. Soif; appétit médiocre, pas de diarrhée. Quelques éblouissements; vomissements quelque temps après le déjeu-
ner; pas de diarrhée; la crépitation persiste dans la fosse iliaque
et il n'y a pas d'éruption au ventre.

Température : Matin, 38,4. Soir, 39.
Pouls : Matin, 84. Soir, 84.

Le 28 *octobre.* L'insomnie et l'agitation persistent. Le mal de
tête continu devient plus intense; prostration générale. Soif; anorexie; pas de diarrhée. Gargouillements fins dans la fosse iliaque
droite.

Température : Matin, 38,9. Soir, 40,4.
Pouls : Matin, 88. Soir, 92.

Le 29. Peu de sommeil, beaucoup d'agitation. Au moment de la visite, grande somnolence ; cependant l'intelligence est nette quoique un peu lente. Peau chaude ; langue demi-sèche et recouverte d'un tapis épithélial très-fin et velouté. Soif, anorexie. Pas de diarrhée ; au contraire, constipation depuis deux jours. Rien de particulier au ventre. On administre 2 grammes de sulfate de quinine.

Température : Matin, 39,2. Pouls : Matin, 84.
  — Midi, 39,6. — Midi, 84.
  — 2 heur. 39,8.

Bourdonnements quiniques, surdité depuis une demi-heure.

Température : quatre heures, 40,2.
  — six heures, 40.
  — huit heures, 39,6.

Dans la soirée, le malade a eu quelques coliques qui ont amené une selle molle.

Le 30. N'a eu pendant toute la nuit, ni frisson, ni chaleur, mais une céphalalgie continuelle. Vertiges, bourdonnements et surdité quiniques. Éblouissements, un peu de photophobie. Diarrhée depuis le matin : deux selles. Crépitation et sensibilité dans la fosse iliaque droite, avec un peu de douleur dans la fosse iliaque gauche. Vers le soir, délire.

Température : matin, 38,4 ; soir, 39,6.

Pouls : matin, 64 ; soir, 88.

Le 31. Délire et agitation toute la nuit ; a appelé ses parents et s'est levé à plusieurs reprises ; somnolence et prostration plus forte que les jours précédents, intelligence obnubilée, réponses lentes, ennuyées ; langue recouverte toujours du même enduit ; haleine fétide, soif, anorexie, crachotements continuels.

Le soir, deux selles liquides. Commencement de résolution musculaire.

Température : matin, 37,2 ; soir, 37,9.

Pouls : matin, 56 ; soir, 56.

Le 1ᵉʳ novembre. Insomnie et agitation toute la nuit ; d'ailleurs, mêmes phénomènes.

Température : matin, 38,5 ; soir, 39.

Pouls : matin, 64 ; soir, 64.

Le 2. Langue dans le même état ; délire tranquille. Pas d'autre changement : un verre d'eau de Sedlitz.

Le soir, prostration ; somnolence comateuse, état général grave ; membres en semi-résolution ; de temps en temps agitation ; mouvements sans but et gémissements. Paupières à demi fermées ; globes oculaires renversés en haut. Intelligence abolie ; réponses nulles.

Température : matin, 37,6 ; soir, 37.

Pouls : matin, 68 ; soir, 72.

Le 3. Le matin, le sujet est dans le décubitus dorsal, les yeux fermés, le globe oculaire légèrement renversé en haut, les pupilles inégalement dilatées ; l'intelligence est complétement abolie ; contractions intermittentes des membres et du cou ; anesthésie générale, le pincement de la peau ne produit pas de mouvement reflexe, soit que l'insensibilité soit absolue, soit que la sensorium commune ne perçoive plus la sensibilité tactile et la sensibilité à la douleur. De temps en temps une profonde inspiration, suivie de l'émission d'un long gémissement. Trismus ; tache encéphalique. Selles involontaires pendant la nuit.

Le soir, les contractions intermittentes des membres et du cou continuent ; coma absolu ; inspirations brusques, stertoreuses ; expirations accompagnées d'un long gémissement. Tache méningitique manifeste ; yeux aux trois quarts clos, pupilles fortement contractées. Narines pulvérulentes ; anesthésie générale. Le malade paraît à l'agonie.

Température : matin, 37,9 ; soir, 39.

Pouls : matin, 72 ; soir, 116.

Mort pendant la nuit.

AUTOPSIE.

Aspect extérieur. Corps bien constitué, sans amaigrissement ; raideur cadavérique prononcée ; taches bleues sur les parois abdominales.

Crâne. Congestion intense des vaisseaux de la dure-mère et de la face convexe du cerveau. A la base, granulations nombreuses de la grosseur d'une tête d'épingle, et plus petites le long de la scissure de Sylvius, du cercle de Willis et des vaisseaux qui émergent du tronc basilaire sur la face antérieure du bulbe. Exsudat fibrino-purulent sur le vermis supérieur du cervelet et autour de la fente de Bichat, exsudat qui remplit les mailles de la pie-mère. Tissu cérébral généralement ramolli ; le ramollissement porte surtout sur le chiasma des nerfs optiques, les corps striés, la voûte à trois piliers et la cloison interventriculaire. Les ventricules sont remplis d'un liquide séreux, limpide, peu abondant.

Thorax. Adhérences générales, résistantes, organisées, des deux poumons avec la plèvre thoracique ; adhérences cependant plus fortifiées et plus épaisses du côté gauche que du côté droit. En détachant le poumon de ces adhérences, on trouve la surface pleurale du thorax, surtout à droite, tapissée de fausses membranes sur lesquelles s'élèvent des milliers de granulations miliaires grosses comme des grains de sable qui donnent un aspect chagriné.

Le poumon, examiné en dehors du thorax, présente les lésions suivantes : les deux organes sont tapissés par une plèvre irrégulièrement épaissie, surtout à gauche. Sur la séreuse de ce côté, et dans l'épaisseur des fausses membranes, nombreuses granulations miliaires, toutes de la grosseur d'une tête d'épingle ; le même aspect se présente dans les scissures interlobaires qui sont réunies par des exsudats plastiques plus ou moins organisés et dans lesquels des granulations se sont déjà formées en grande abondance. En détachant la plèvre pulmonaire droite, on trouve sa surface adhérente tapissée par des granulations tellement confluentes que son aspect rappelle à merveille la comparaison de chair d'oiseau donnée par Trousseau. A gauche, la plèvre est moins épaissie ; elle est encore çà et là transparente ; elle est le siége d'un piqueté noir, pigmentaire, irrégulièrement disséminé, et d'une injection vasculaire très-apparente. Les deux poumons sont farcis du sommet à la base de granulations ; celles-ci étant cependant moins nombreuses vers les régions inférieures qu'au sommet. Le tissu pulmonaire crépite encore partout et surnage à la surface de l'eau. La coupe présente une congestion irrégulière, circonscrite surtout autour des petites productions néoplastiques.

Les granulations prises dans le tissu pulmonaire et examinées au microscope se montrent composées comme toujours de cellules et cytoblastions, cimentées par une matière finement granuleuse et par des fibres élastiques. Lorsqu'on examine à un grossissement de 140 un fragment de plèvre muni d'une granulation fine, on voit avec une netteté admirable le mode de formation de celle-ci, en un mot la génèse du petit néoplasme. En effet, en allant de la circonférence au centre, on trouve un disque ayant en général le tiers du rayon de la granulation et composé exclusivement de cellules fusiformes, allongées, dans lesquelles il se fait une prolifération active du noyau qui produit des éléments cellulaires au nombre de 3, 4, 5 ou 6 ; ceux-ci deviennent libres à la limite interne du disque. C'est à ce dernier que Virchow a donné la dénomination exacte de zone proliférante : c'est à ses dépens que s'accroît le néoplasme. Plus en dedans, on trouve des cellules et des cytoblastions libres, mais dont la forme cellulaire devient de plus en plus vague à mesure

qu'on se rapproche du centre, où l'on ne trouve plus qu'une matière finement granuleuse, résidu de la régression des éléments de
la circonférence.

Le péricarde est adhérent dans toute son étendue avec la face
interne des lobes pulmonaires qui le recouvrent. Il est notablement
épaissi, et en le séparant de ses adhérences, on trouve dans l'épaisseur des produits exsudés nombre de granulations fines. La surface
interne est lisse, exempte de tout travail pathologique ; la poche
séreuse renferme un demi-verre environ d'un liquide séreux de
couleur citrine.

Abdomen. Foie : il pèse 1490 grammes; pas d'adhérences anor-
males ; tissu sain, mais parsemé de rares granulations miliaires. Une
cuillerée de bile huileuse, jaune-verdâtre.

La rate pèse 180 grammes; elle est littéralement infiltrée de granulations extrêmement fines, situées sur le trajet des vaisseaux.

Reins. Chacun pèse 150 grammes. Quelques rares granulations
occupant indifféremment la substance corticale ou celle des pyramides.

L'intestin présente, depuis le pylore jusqu'au cœcum, environ
une soixantaine de granulations miliaires faisant saillie sur la muqueuse.

Si nous retraçons en quelques traits l'histoire de ce malade, on
voit qu'il s'agit d'un sujet plusieurs fois atteint antérieurement du
côté de la poitrine, et qui se présente cette fois encore à l'hôpital
avec les symptômes que l'on trouve généralement aux phthisies
débutantes.

Cependant notons ici l'absence d'hémoptysie, fait presque constant d'après Valleix chez les phthisiques à tubercules méningés.
En somme, au milieu d'un appareil symptomatique peu tranché, la
douleur de la fosse iliaque a paru être le signe d'une affection intes-

tinale, et le diagnostic de fièvre typhoïde, sans avoir été jamais énoncé, paraissait tout d'abord le plus probable.

Ce fait me rappelle l'histoire d'un cas analogue que j'ai pu observer à Strasbourg, à la clinique de M. le professeur Hirtz, qui passe cependant, à si juste titre, pour être maître en diagnostic. Il s'agissait d'un homme de vingt-cinq à trente ans, entré à l'hôpital avec tous les symptômes de l'affection typhoïde, quoique la marche de la maladie et en particulier la température ne s'accordassent pas avec ce que l'on voit ordinairement dans cette affection, où la courbe de température est si tranchée et si caractéristique qu'elle peut à elle seule permettre d'établir le diagnostic. Cet écartement de la marche normale intéressa vivement tout le personnel de la clinique, et chacun attendait avec une sorte d'impatience l'issue devenue fatalement mortelle. A l'autopsie chacun vint avec son diagnostic, comptant pouvoir, pièces en mains, en démontrer l'exactitude; il arriva que personne n'eut raison et que le malade présenta dans tous ses organes, et particulièrement dans le cerveau, une infiltration tuberculeuse d'une richesse incomparable. C'était le seul cas qui n'eût pas été prévu, et il me souvient que ce fut pour M. le professeur Hirtz l'occasion d'une conférence remarquable sur l'erreur qu'il avait commise avec tant de science.

Si je rappelle ce cas curieux, et qui m'a beaucoup frappé, c'est qu'il se rapproche incontestablement de celui qui fait le sujet de cette observation, et qu'il explique très-bien comment on a pu hésiter sur le diagnostic. Ici d'ailleurs, comme dans le cas de M. Hirtz, c'est la marche de la température qui contribua le plus à éloigner l'idée de fièvre typhoïde.

Ce n'est en réalité que huit jours avant la mort que le premier symptôme classique de l'affection tuberculeuse des méninges est apparu; le malade a vomi une fois le 27, quelque temps après son repas. Était-ce là réellement un fait qui dût faire penser absolument à la tuberculisation des méninges? Qu'est-ce donc qu'un vomissement accidentel, un seul vomissement, au milieu d'un appareil symptomatique aussi grave que celui du malade? Est-il plus vrai même d'attribuer ce fait unique et en quelque sorte accidentel à l'affection cérébrale plutôt qu'à une autre cause quelconque, passagère, tenant à l'état du malade? L'on voit encore ici combien peu l'on doit compter sur la régularité de la succession des symptômes classiques, et surtout sur la valeur absolue de tel ou tel signe. D'ailleurs, après ce vomissement, le malade n'en eut plus, et ne présenta plus que l'état général qui accompagne toute affection grave qui va se terminer par la mort. Ce n'est en réalité que la veille de la mort, le 2, qu'ont apparu les premiers symptômes réels d'une affection cérébrale; les contractions, les convulsions des globes oculaires, l'insensibilité générale, le trismus, etc. A ce moment, en effet, l'affection cérébrale n'était plus douteuse et ne fut plus mise en doute, et lorsque les lésions anatomiques purent être mises au jour par l'autopsie, l'on put retrouver une à une les causes de chacune des dernières manifestations du malade.

En somme, le côté remarquable de cette observation, c'est la rareté des signes qui permettent en général de reconnaître les affections tuberculeuses de l'encéphale. La thermométrie a fourni ici les premiers éléments du diagnostic : la courbe est irrégulière; ce n'est pas un type ; la température toujours assez peu élevée, sauf vers la fin de l'affection, présente des alternatives de hauts et de bas qui semblent l'effet d'un caprice; c'est l'absence même de caractère précis qui la caractérise.

CONCLUSIONS.

Sur les six malades, tous âgés de 22 à 25 ans, qui font le sujet des observations précédentes, quatre ont présenté pendant une période de un mois et demi à 2 ans, des symptômes qui ne permettaient pas de douter d'une affection chronique sérieuse : toux, amaigrissement, quelquefois un peu de fièvre le soir, perte de l'appétit, etc. ; aucun n'a eu d'hémoptysie, fait assez remarquable alors que tous les symptômes probables d'une affection thoracique étaient déjà manifestes. Le fait de l'absence d'hémoptysie n'est d'ailleurs pas spécial aux observations que j'ai rapportées ; on le retrouve, on peut dire, d'une manière constante, et sans vouloir l'expliquer, il me semble qu'il y a là plus qu'une coïncidence. — Les deux autres malades ont été frappés d'emblée, et, en quelque sorte, au milieu de l'état de santé le plus parfait ; les fonctions cérébrales elles-mêmes n'avaient point été troublées ; c'est à peine si les malades avaient présenté antérieurement un peu de céphalalgie.

Le début de la maladie a été très-différent chez les divers sujets ; chez l'un d'entre eux, c'est une hémiplégie droite, en quelque sorte instantanée et laissant le malade néanmoins bien portant quelque temps encore, qui a été le premier fait observé, celui qui a décidé l'entrée à l'hôpital. — Chez un autre, avec un état général déjà détérioré, mélancolie, inappétence, fatigue, c'est un mutisme presque absolu avec sensation d'étouffement. — La céphalalgie s'est montrée chez les quatre autres, peu intense et de courte durée chez l'un ; très-nette, persistante et apparaissant comme le symptôme principal chez les autres.

Les vomissements opiniâtres signalés par les auteurs comme un fait presque absolument constant ont manqué chez deux sujets ; deux autres n'ont vomi qu'une seule fois ; les deux autres enfin ont eu des vomissements opiniâtres, plusieurs fois répétés dans une même journée et toujours au début de la dernière semaine.

Puis la maladie a suivi chez chaque malade une marche plus ou moins spéciale qui fait le caractère particulier de chaque observation ; chez tous cependant on a observé comme derniers phénomènes, la résolution, le délire et le coma, se manifestant plus ou moins longtemps avant la mort.

Quant aux phénomènes nerveux, spéciaux à chaque cas, ce n'est point ici le lieu de les discuter. Ils pourront présenter les variétés les plus nombreuses, et c'est cette variété même qui complique toujours le diagnostic : c'est que tel ou tel phénomène nerveux n'est pas le résultat direct de la tuberculose, mais bien de l'altération consécutive de telle ou telle partie du cerveau. On conçoit donc combien ces phénomènes nerveux varieront avec le siége de la lésion cérébrale ; cependant ces altérations ayant peut-être un lieu d'élection, il en est que l'on retrouvera plus généralement. La circulation, malgré les altérations parfois très-considérables que l'on trouve du côté du cœur, malgré aussi des altérations qui ne sont pas ordinairement aussi indifférentes de ce côté, la circulation a toujours paru peu troublée. Le pouls est presque normal ou à peine un peu fréquent, et ce n'est qu'à la période tout à fait ultime qu'on le voit s'élever tout d'un coup, comme cela a lieu chez tous les moribonds.

Enfin, la marche de la température, ici comme dans toutes les autres maladies, est pleine d'intérêt. Je n'ai malheureusement qu'une observation où elle ait été observée avec soin ; mais les recherches que j'ai faites à ce sujet m'ont démontré que la courbe de mon malade est en rapport avec ce que l'on a observé jusqu'ici : courbe irrégulière, oscillant, en général, de 37,5 à 39, mais n'atteignant jamais la température élevée des autres affections aiguës. Je rappelle ici quel parti on peut tirer de cette étude au point de vue du diagnostic différentiel dans les cas où la méningite prend une forme typhoïde, comme cela est arrivé pour le malade de l'observation VI.

11773. — Typographie Lahure, rue de Fleurus, 9, à Paris.